ACTION

DE

L'EAU DE VICHY

SUR LA NUTRITION

PAR

LE Dʳ FRÉMONT

MÉDECIN CONSULTANT A VICHY

ANCIEN PRÉPARATEUR ET LAURÉAT DE LA FACULTÉ DE MÉDECINE DE PARIS

ANCIEN INTERNE LAURÉAT DES HOPITAUX DE PARIS

MÉDAILLE DE BRONZE DE L'ASSISTANCE PUBLIQUE DE PARIS

MEMBRE DE LA SOCIÉTÉ ANATOMIQUE DE PARIS

MEMBRE CORRESPONDANT DE LA SOCIÉTÉ MÉDICALE DE LISBONNE ET DE LA SOCIÉTÉ CLINIQUE DE PARIS

PARIS

G. STEINHEIL, EDITEUR

1888

ACTION

DE

L'EAU DE VICHY

SUR LA NUTRITION

DU MÊME AUTEUR:

---

*De quelques variétés de Tumeurs congénitales de l'ombilic et plus
spécialement des Tumeurs adénoïdes diverticulaires*, (en collabora-
tion avec M. le professeur Lannelongue). Archives générales de
Médecine. Janvier 1884.

De la Pleurésie à signes pseudo-cavitaires. Paris, chez Asselin et
Honzeau, 1885.

Les Eaux potables de Vichy. 1886.

Cancer primitif du péritoine. In Bulletin de la Société Anatomique, 1882.

*Note sur le Traitement du Prolapsus du rectum par la méthode de
Duchenne de Boulogne*. In Bulletin de la Société Clinique, 1884.

*Invagination intestinale, sortie par l'anus du bout invaginé, réduction,
guérison*. In Bulletin de la Société Clinique, 1884.

*Purpura hémorrhagique ; dilatation énorme des capillaires au niveau
des taches, globules rouges plus volumineux*. In Th. Agrég. du
Dr Du Castel, 1883.

ACTION

DE

L'EAU DE VICHY

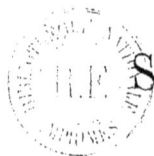

SUR LA NUTRITION

PAR

LE Dr FRÉMONT

MÉDECIN CONSULTANT A VICHY

ANCIEN PRÉPARATEUR ET LAURÉAT DE LA FACULTÉ DE MÉDECINE DE PARIS

ANCIEN INTERNE LAURÉAT DES HOPITAUX DE PARIS

MÉDAILLE DE BRONZE DE L'ASSISTANCE PUBLIQUE DE PARIS

MEMBRE DE LA SOCIÉTÉ ANATOMIQUE DE PARIS

MEMBRE CORRESPONDANT DE LA SOCIÉTÉ MÉDICALE DE LISBONNE ET DE LA SOCIÉTÉ CLINIQUE DE PARIS

PARIS

G. STEINHEIL, ÉDITEUR

1888

ACTION DE L'EAU DE VICHY

SUR LA NUTRITION

Lithiase biliaire et urinaire, diabète, goutte, obésité, asthme et migraine, sont des manifestations d'une même diathèse : l'athritisme. Le professeur Bouchard nous a donné la clef de toutes ces affections en démontrant qu'elles étaient le résultat de la *nutrition retardante* (1).

« Je vous ai indiqué que la prédominance des acides pouvait déjà constituer une maladie ; mais j'ai cherché surtout à établir que le premier effet de l'entrave apportée aux actes nutritifs joue un rôle dans la production des maladies engendrées par l'élaboration trop lente d'autres principes immédiats.

L'exemple de la *lithiase biliaire* nous a montré surtout comment *le défaut d'oxydation des acides* pouvait concourir à l'insuffisante élaboration d'une autre substance organique. Je vous ai montré ensuite cette insuffisance de l'élaboration intra-organique portant sur la graisse et produisant l'*obésité*, sur le sucre et produisant le *diabète*, sur la matière azotée et produisant la *goutte* et la *gravelle*. Et partout, dans chacune de ces maladies, nous sommes parvenus à découvrir que, si un principe immédiat est plus particulièrement soustrait à la destruction, les autres principes immédiats, à des degrés divers, subissent également un arrêt ou un ralentissement dans leurs transformations

(1) BOUCHARD. *Maladies par ralentissement de la nutrition*, 1886.

destructives. De là l'explication naturelle de cette loi, déduite de l'observation clinique, qu'à chaque maladie caractérisée par l'insuffisante élaboration d'un principe immédiat, s'associe presque fatalement, chez l'individu et dans sa famille, les maladies caractérisées par l'accumulation des autres principes immédiats ».

Depuis un grand nombre d'années les eaux de Vichy sont reconnues très efficaces contre ces maladies, et cela bien avant le travail de Bazin sur l'*arthritis* (1). Il est donc intéressant de se rendre compte de l'action de la médication des eaux de Vichy sur la nutrition. Pour cette étude nous avons eu recours à tous les moyens d'investigation dont nous disposions, chez près de 200 malades, dont nous donnons les observations, divisées par catégorie de maladies.

Rien n'est difficile comme de se rendre un compte exact de la nutrition. Si l'on examine chaque méthode d'un peu près, on s'aperçoit que toutes livrent passage à l'erreur. L'observation clinique ne peut suffir quand il s'agit d'affections chroniques qui sont, souvent, à peine différentes de l'état de santé. L'examen du sang par la numération de ses globules est insuffisant : M. Bouchard (2) a vu, par l'usage exagéré de la viande, augmenter le chiffre des globules et chez des chlorotiques le chiffre des hématies atteindre 5,900,000, sans qu'il y eût pour cela la moindre amélioration de l'état général. Le dosage de l'hémoglobine du sang est supérieur, il devient parfait si l'on peut apprécier l'activité des échanges nutritifs. L'examen des matériaux éliminés par le rein peut tromper par suite de l'influence du repos ou du travail, du froid ou du chaud. Il n'y a pas jusqu'à la constation du poids du corps qui ne puisse induire en erreur : il ne suffit pas de prendre du poids, il faut le prendre en bonnes chairs, et non en surcharge adipeuse. Parfois maigrir c'est revenir à la santé.

Cependant ces procédés d'investigation multiples, nous éclairent chacun un peu, ils se contrôlent les uns les autres et forment un faisceau de preuves, de renseignements, bien plus importants que si nous ne nous étions servis que d'un seul procédé. C'est ainsi que chez plusieurs malades nous avons examiné avant et après leur saison thermale : 1° les globules rouges du sang, l'hémoglobine, la durée de réduction dans les tissus de l'oxyhémoglobine ; 2° l'état du pouls par les tracées sphygmographiques et la mensuration de la pression intra-artérielle ; 3° la quantité d'urée contenue dans les urines des 24 heures ; 4° le poids.

(1) BAZIN. *Arthritis et Herpétis*, 1868. LANCEREAUX, *Herpétisme*, 1885.
(2) BOUCHARD. *Loc. cit.* p. 39.

Après avoir cherché comment les eaux de Vichy agissent et quel en est le résultat, je me suis efforcé d'établir leurs causes d'action. En dehors de l'effet produit par leur nature alcaline, il faut reconnaître un grand rôle aux propriétés digestives des micro-organismes que renferment quelques sources : particulièrement la *Grande-Grille* et l'*Hôpital*.

———

I

EXAMEN DU SANG

GLOBULES ROUGES, HÉMOGLOBINE, DURÉE DE RÉDUCTION DE L'OXYHÉMOGLOBINE

Globules rouges : Les globules rouges constituent une des parties les plus importantes du sang.

Lorsqu'on examine au microscope une goutte de sang d'homme avec un grossissement de 4 ou 5oo diamètres, on voit qu'il contient un très grand nombre d'éléments arrondis qu'on désigne sous le nom de globules rouges depuis *Leuvenhoek*. Ils sont plus ou moins empilés (1) les uns sur les autres, mais il sont toujours si nombreux qu'il est impossible de les compter. Il en résulte que l'examen du sang frais rend peu de services, sauf pour examiner certaines particularités de la fibrine augmentée dans les fièvres inflammatoires (Hayem). Si l'on met une goutte de sang dans un liquide qui ne l'altère pas (urine fraîche de diabétique, liquide additionné d'eau oxygénée, d'ascite, d'hydropneumothorax, de l'amnios des animaux, sérums artificiels) on voit quelques rares globules blancs à côté d'un grand nombre de globules rouges, enfin des petites granulations ou hématoblastes de Hayem. Ces dernières sont beaucoup plus nettes si on étend rapidement une goutte de sang sur une lamelle de verre et si on la dessèche en l'agitant dans l'air sec.

—————

(1) DOGIEL dit que ces piles sont dues à une agglutination par des filaments de fibrine. WEBER et SUCHARD que les globules excrètent eux mêmes cette substance agglutinative. RANVIER, quelles sont produites par l'attraction des hématies es unes sur les autres.

De tous les modes d'examen des globules, celui qui consiste à les compter a certainement le plus de valeur. M. Malassez (1), le premier, en 1873, inventa un appareil clinique pour cette numération. Peu après Hayem (2) indiqua un autre procédé. Les deux auteurs perfectionnèrent leurs appareils et parvinrent à faire disparaître la plupart des imperfections. Ces deux procédés donnent de bons résultats ; j'ai employé celui du professeur Hayem parce que j'en ai l'habitude depuis dix ans et qu'il est toujours avantageux d'étudier avec un instrument dont on connait bien le fort et le faible par une longue pratique personnelle.

L'hématimètre de MM. Hayem-Nachet se compose : 1° d'une cellule de 1/5 de millimètre ; 2° d'une plaque qui sert à supporter la cellulle et à fixer au-dessous un quadrillé qui fait au fond de la cellule une image de 1/5 de millimètre de côté ; 3° de deux pipettes : une pour prendre 2, 3, 4 millimètres de sang, l'autre pour prendre un demi-centimètre de sérum,

Lorsqu'on veut faire l'examen du sang d'un sujet, il faut faire une ligature douce à l'extrémité d'un doigt, mettre un demi-centimètre (ou 500 millimètres cubes) de sérum artificiel dans une petite cuvette, piquer l'extrémité du doigt, prendre par exemple 2 millimètres de sang, les diluer dans le sérum (3) porter une goutte dans la cellule, recouvrir avec une lamelle et la fixer avec un peu de salive. Il n'y a plus qu'à examiner au microscope et à faire la numération des globules contenus dans le quadrillé en le changeant de place cinq ou six fois pour avoir une moyenne exacte. Par suite du mouillage de la pipette on ne met que 494 millimètres de sérum. En multipliant ce chiffre par la moyenne de globules obtenus on a la quantité de globules contenus réellement dans

(1) MALASSEZ. *De la numération des globules rouges du sang chez les mammifères, les oiseaux et les poissons.* In compte rendu Acad. des Sciences, 1872, p. 1528, tome LXXV.— *De la numération des globules rouges du sang : des méthodes de numération.* Ph. 1873. — *De quelques variations de la richesse globulaire chez l'homme sain.* In Soc. de biol. 1874.— *Nouvelle méthode de numération des globules rouges et des globules blancs du sang.* In journal de physiol. norm. et path. 1874.

(2) HAYEM. *De la numération des globules rouges du sang.* In gaz. hebd. 1875. *Des caractères du sang chez le nouveau-né.* In compte rendu, Acad. Sciences, 21 mai 1877.— *Sur la nature et la signification des petits globules rouges du sang,* in compte rendu Acad. des Sciences, 28 Mai 1877. — *Leçons sur les modifications du sang.* Paris, chez Masson, 1882.

(3) Le sérum artificiel se fabrique facilement de la manière suivante : Eau distillée, 200 gr.; chlorure de sodium, 1 gr.; Sulfate de soude, 5 gr.; Bichlorure de mercure, 5 centigrammes. Ce liquide n'altère pas les globules du sang, même après plusieurs heures. Or, il suffit de quelques minutes pour faire la numération des globules. HAYEM, *Leçons sur les maladies du sang.* Paris, 1882.

un cube de 1/5 de millimètres. Ce cube est la cent-vingt-cinquième partie d'un millimètre cube ; en multipliant par 125 le chiffre obtenu on connait donc le nombre de globules rouges contenues dans un millimètre cube de sang. Hayem indique comme chiffre normal des globules rouges chez un adulte, bien portant, 5,000,000 et 4,500,000 chez la femme par millimètre cube de sang. Malassez indique 4,310,000. Ce procédé est d'une grande simplicité, mais deux échecs rebutent souvent au début. Premièrement on ne sait comment faire la piqûre ? Il faut qu'elle soit assez grande et pas trop. Avec la lancette on tombe presque toujours dans l'un ou l'autre défaut. Il est facile de bien faire, de faire toujours bien, en employant la petite aiguille qui se trouve dans la boîte de l'hématoscope d'Hénocque.

Le second obstacle réside dans la difficulté de mettre une goutte du volume voulu dans la petite cellule de l'hématimètre. Il faut que cette goutte soit assez considérable pour unir la lamelle et le fond de la cellule, mais sans atteindre les bords de la cellule ; de cette manière, la salive s'arrête au niveau de la cellule, circonscrit une chambre d'air autour du sang déposé, et celui-ci ne subit aucune modification par suite de dessication. On ne saurait croire combien il est difficile, au début, d'obtenir une goutte de volume parfait : elle est toujours ou trop considérable ou trop petite. Il est facile d'éviter cette difficulté en faisant comme Koch pour mettre dans les cultures toujours la même quantité de semence. On fait à l'extrémité d'un fil de platine un cercle ; lorsqu'on le plonge dans le sang mélangé au sérum celui-ci reste au fil de platine sous forme d'une goutte de volume exactement égal à celui qu'il limite : après quelques tâtonnements, on a un fil qui emporte constamment une quantité du mélange sanguin parfaitement appropriée à la grandeur de la cellule de l'hématimètre. On réussit toujours et très rapidement. Les personnes les plus exercées à la pratique de cet instrument perdent un temps précieux faute d'avoir recours à ce petit moyen.

Il faut savoir le degré d'exactitude de ce procédé pour en apprécier la valeur.

Il est absolument impossible d'admettre qu'une lamelle de verre, si plane qu'elle soit, et fut-elle dressée exactement de manière à former un plan, puisse être collée sur la cellule précitée par une couche de liquide visqueux comme la salive, sans que cette couche de salive n'agisse pas par son épaisseur pour augmenter d'une fraction qui n'est point négligeable la hauteur de la cellule dans laquelle est emprisonnée la goutte de sang. L'évaporation de la salive fait varier constamment l'épaisseur de cette couche et cela d'une manière variable pour chaque cas. L'évaporation agit constamment pendant que l'on effectue le mélange pour diminuer le volume total de ce dernier ; conséquemment pour élever son titre. Enfin Malassez a montré qu'il est extrêmement difficile de construire une cellule de profondeur partout égale : aucune de celles qu'il a vérifié ne présentait cette condition. Mais il faut reconnaître que toutes ces causes d'erreur sont bien minimes ; Gubler et Renaut disent eux-mêmes que cet appareil suffit car « le clinicien ne compte pas, lorsqu'il fait des recherches thermométriques les centièmes de degré (1). Dans les recherches exposées dans ce livre toutes les imperfections du procédé disparaissent. Nous cherchons la richesse globulaire des malades avant et après leur cure aux eaux de Vichy, avec le même instrument : cellule, lamelle, etc., l'opération se fait toujours de la même manière, par une température et un degré hydrométrique de l'air presque toujours semblables : par suite, les résultats ne sont pas entachés des légères causes d'erreur inhérentes au mode de numération. Quant aux malades examinés, ils se trouvaient presque tous dans des conditions qui auraient pu diminuer le nombre des globules rouges par millimètre cube à la fin de la cure, s'ils n'en avaient pas fabriqué un plus grand nombre sous l'influence de la médication. Ils avaient pris de l'eau par l'estomac et par les bains, cela diluait leur sang et diminuait le nombre des globules dans l'unité de volume. Le nombre des globules est d'autant plus grand que la partie aqueuse du sang est moindre. Dans le choléra, sous l'influence des pertes aqueuses, par vomissements et diarrhée, le sang devient épais, les globules rouges excessivement concentrés dans l'unité de volumes, c'est-à-dire dans un millimètre cube de sang. Malassez évalue la quantité normale de globules rouges par millimètre cube à 4.310.000 (maximum 4,600,000, minimum 4,000,000) pour l'adulte sain. Pendant la période d'algidité du choléra, il a trouvé 7,500,000 globules de sang par millimètre cube. Le professeur Brouardel a vu qu'une purgation augmente en quelques heures, dans une proportion notable, le chiffre des globules rouges. Si l'on veut dresser la courbe des variations de la richesse globulaire du sang au cours d'une médication il faut donc avoir soin d'opérer toujours dans les mêmes conditions de température, d'état hydrométrique de l'air, tenir compte de la quantité des urines et des sueurs des malades.

---

(1) GUBLER et RENAUT. *Art. sang.* Dict. Encyclopédique. p. 534.

Hémoglobine. — Deux médecins ont étudié le nombre des globules rouges du sang avant et après l'action de l'eau de Vichy. Zénon Pupier chez les chiens et de La Laubie chez huit malades : ils ont trouvé tous les deux une augmentation. Malheureusement on peut reprocher au premier la difficulté de conclure d'animaux bien portants à l'homme malade, et à tous les deux de n'avoir pas établi la richesse réelle du sang examiné. En effet, la numération des globules rouges est loin d'être suffisante pour apprécier la valeur du sang, sa richesse ou sa pauvreté. Le sang est l'agent de la respiration cellulaire, il est donc important de préciser ce que vaut, au point de vue de la respiration, l'unité de volume d'un sang donné. L'élément actif du sang est le globule rouge ; mais il faut encore apprécier la qualité de ces globules. Deux états anémiques se traduisent par les mêmes phénomènes digestifs et nerveux ; dans l'un le nombre des globules est normal, dans l'autre il est diminué, il est évident que le sang est pauvre dans les deux cas : et que dans le premier, malgré le nombre des globules, il y a pauvreté réelle parce que chaque globule est moins riche qu'il ne devrait l'être, de telle sorte que M. Malassez a pu dire des globules sanguins, qu'ils sont notre véritable *monnaie respiratoire* : après l'avoir comptée il faut établir sa valeur réelle. La partie importante du globule, ce qui lui donne sa valeur, c'est l'hémoglobine dans le sang. Il est certain que cette recherche est infiniment plus importante que celle du nombre des globules. Le médecin a besoin de savoir la richesse exacte du sang dans son élément important, actif, que cette substance, l'hémoglobine, soit répartie sur 5,000,000 ou 4,500,000 globules rouges, peu importe, ce qui est capital c'est sa quantité. C'est d'elle en effet que dépend la fixation de l'oxygène dans le poumon et par suite la quantité de combustible mise à la disposition des divers tissus de l'économie. L'hémoglobine contracte avec l'oxygène, lors du passage du sang dans les capillaires pulmonaires, une alliance instable qui est plutôt une association qu'une combinaison ; car si l'on met dans le vide l'hémoglobine oxygénée ou oxyhémoglobine, l'oxygène se dégage immédiatement. Les globules rouges, en arrivant dans les capillaires, cèdent leur oxygène au milieu ambiant et le gaz diffuse vers les éléments par l'intermédiaire de milieux lymphatiques interposés et des parois colloïdes multiples jouant le rôle de dialyseurs. L'oxyhémoglobine des globules est alors réduite, elle n'est plus rutilante et prend la coloration d'un pourpre violet qui donne au sang veineux sa teinte caractéristique.

La méthode la plus exacte pour doser l'hémoglobine du sang est la méthode chimique. D'une part, on connaît assez exactement quelle est la proportion du fer dans l'hémoglobine, puisque cette proportion est définie (100 gr. d'hémoglobine cristallisée et desséchée renfermant d'après Hoppe-Seyler 0 gr. 45 de fer). D'autre part, d'après Quinquand, 1,000 gr. de sang renfermant 125 gr. d'hémoglobine seraient capables d'absorber 260 centimètres cubes d'oxygène. On peut donc déterminer avec une précision suffisante « *dans un laboratoire*, disent Gubler et Renaut», les proportions d'hémoglobine contenues dans un sang donné, dont la richesse globulaire a été l'objet d'une numération et est exactement connue. Malheureusement ce dosage, même en employant la méthode de MM. Schutzenberger et Risler, demande encore de 2 à 8 centimètres cubes de sang pour chaque essai.

On a cherché à éviter cette difficulté, et on a proposé diverses méthodes :

1° Méthode chrométrique : l'hémoglobine est le principe qui donne au sang sa couleur, et sa quantité est proportionnelle à cette couleur ; de là deux modes d'application : (*a*) on étend le sang peu à peu jusqu'à ce que la solution ait une couleur dont la richesse en hémoglobine est déterminée (Hoppe-Seyler par l'hématomètre et Preyer par le spectroscope).

(*b*) La solution de sang se fait toujours au même titre et l'on détermine sa valeur de ton en la comparant à une série d'étalons formant une échelle chromométrique. (Echelle liquide et échelle à tâches de sang de Welcker, échelle peinte de Hayem, globulimètre de Mantegazza, hémochromomètre de Malassez).

Après Preyer et Vierordt, M. Hénocque a appliqué la spectroscopie à l'étude de l'hémoglobine du sang. Son instrument permet d'agir sur le sang tel qu'on le retire d'une petite piqûre ordinaire et quelques gouttes suffisent. Il en résulte que son emploi est simple et accepté par presque tous les malades. Ce procédé repose sur ce que les solutions d'hémoglobine jouissent de la propriété d'éteindre, sous une épaisseur convenable, certaines radiations lumineuses et par cette raison déterminent dans le spectre des bandes d'absorption caractéristiques. Lorsque l'hémoglobine est chargée d'oxygène elle a des bandes d'absorption caractéristiques de l'*oxyhémoglobine*. L'appareil de M. Hénocque se compose de deux lames de verre inégales de largeur en contact à une extrémité, et séparées à l'autre par une distance de 300 millièmes de millimètres. Si on dépose du sang entre les deux lames, on peut examiner ce sang sous une épaisseur progressivement variable et qu'on peut mesurer.

Avec le spectroscope on constate, à un moment donné, l'apparition des deux bandes d'absorption caractéristique de l'oxyhémoglobine, puis leur élargissement et leur confusion. Si on prend les deux bandes égales comme type on s'aperçoit qu'elles se produisent ainsi à des épaisseurs d'autant plus grandes que le sang est moins riche en oxyhémoglobine. M. Hénocque a construit une échelle de concordance qui représente la quantité d'hoxyhémoglobine contenue dans le sang sous les diverses épaisseurs auxquelles on observe le phénomène des deux bandes égales. Pour construire son échelle il a eu recours à la méthode chimique et fait des examens répétés de sang pur, de sang défibriné, de sang dont le fer a été dosé et dont la capacité respiratoire a été mesurée.

Réduction de l'oxyhémoglobine. — Pour savoir exactement la vitalité d'un sujet, il ne suffit pas de connaître la richesse de son sang en globules rouges, en hémoglobine, il faut encore savoir avec quelle rapidité se font les combustions chimiques dans ses tissus. Si l'on applique comme l'enseigne M. Hénocque, et comme il a bien voulu me le montrer chez lui, le spectroscope sur un ongle (celui du pouce est plus facile), on voit à travers cet ongle la première bande caractéristique de l'oxyhémoglobine et quelquefois la seconde. Si l'on fait une ligature autour de la phalange les bandes disparaissent ; peu à peu, on voit d'abord réapparaître le jaune, puis les bandes disparaissent. La durée de réduction de l'oxyhémoglobine est représentée par le temps qui s'écoule à partir de l'application de la ligature jusqu'à la disparition complète des bandes caractéristiques de l'oxyhémoglobine. Cette durée varie entre 25 et 90 secondes : elle est en rapport entre la quantité d'oxyhémoglobine et avec la rapidité des échanges entre le sang et les tissus.

M. Henocque a trouvé que chez l'homme vigoureux et sain le sang contient 14 % d'oxyhémoglobine et que la durée de réduction moyenne est de 70 secondes. La quantité d'oxyhémoglobine réduite en une seconde est de 0,20 pour 100. Si conventionnellement on multiplie ce chiffre par 5 on *a 1 comme représentant l'activité de réduction normale*.

Il sera donc toujours facile de savoir si un malade examiné a une activité normale, ralentie ou exagérée ; l'activité de réduction égale, en effet, la quantité d'oxyhémoglobine divisée par le temps nécessaire pour la réduction. De cette manière, Hénocque et Beaudoin (1) ont établi que dans la fièvre typhoïde l'activité des échanges était considérable-

(1) HENOCQUE et BEAUDOIN : *Société de biologie*, février 1888.

ment ralentie. M. Albert Robin (1) l'avait déjà démontré par l'examen de l'urine des typhoïsants.

Cette notion de l'activité de réduction est fort importante, si elle est augmentée, elle peut compenser la pauvreté en hémoglobine ; dans le cas opposé elle s'ajoute encore comme raison de faiblesse.

Les auteurs ont indiqué des quantités d'hémoglobine un peu différentes, suivant les procédés dont ils se sont servis.

Becquerel et Rodier. — Hommes, 12,09 à 15,07. Femmes, 11,57 à 13,69. Procédés : dosage par le fer.

Quincke. — Femmes, 14,1 à 14,4. Preyer.

Otto. — Hommes, 13,50 à 15,30. Femmes, 14,58 à 14,46 Spectrophotomètre.

Quinquaud (2). — Hommes, 13.   13,5. 13.   12,5.
                    Femmes, 11,9. 10,4. 12,5.   10,97.
                    Vieillards, 10,4. 10,9.   9,89.   14,45.

D'après lui, chez l'homme robuste, l'hémoglobine est de 12,5 à 13 $\%$.

Pour Hénocque, chez l'homme bien portant, de 20 à 50 ans, 14 $\%$, et de 13 $\%$ chez l'habitant des grandes villes ; de 13 à 13,5 chez la femme.

Les oscillations physiologiques varient pour les deux sexes entre 12 et 14,5 $\%$. Le maximum observé a été 15 $\%$. Le minimum compatible avec l'état de santé est de 11 à 11,5 $\%$. Au-dessous de ce chiffre, il y a troubles de l'hématopoïèse ou des lésions organiques (3).

Tous mes malades ont retiré de leur cure une grande amélioration, non seulement pour leur affection particulière, dyspepsie ou autre, mais encore pour l'état général. Au reste cela n'a rien d'étonnant pour le médecin qui observe à Vichy : le contraire seul surprendrait. L'eau de Vichy, en effet, facilite la digestion, régularise les fonctions gastro-intestinales, réveille l'appétit. Après quelques jours de son emploi il y a une véritable transformation chez les malades, sous ce rapport ; au point que le médecin est parfois obligé de les engager à se modérer aux repas. *Cette excitation de l'appétit est bien le fait de l'action de l'eau de Vichy, car elle se produit en plein été,* au moment où, habituellement, toutes les fonctions gastro-intestinales sont affaiblies, languissantes.

(1) Albert ROBIN : *in-bulletin, Académie de Médecine,* 1887.

(2) *Chimie biologique.*

(3) *Dict. Encyclopédique.*

Numéro d'observation	Age	EXAMEN: Arrivée Départ	NATURE de la Maladie	Poids	Globules rouges par m. m.c.	Hémo-glo-bine o/o	Activité de réduction I étant la normale	Urée des 24 heures	Pression intra-artérielle	QUANTITÉ MAXIMUM D'EAU MINÉRALE INGÉRÉE PAR JOUR
8 V	24 a	14 mai 5 juin	Dyspepsie, Anémie		4.030.000 4.340.000	10 11	0,77 0,88			480 gr.
9 H	28 a	10 juin 27 juin	Dyspepsie	50 k. 700 51 k.	4. 92.000	9,5	0,80			480 gr.
75 O	22 a	11 mai 2 juin	Lithiase biliaire	43 k. 44 k. 350	3.766.000 5.115.000	12 13	0,85 0,98	11 g. 14 16 g. 04	16 17	720 gr.
76 V	56 a	14 mai 5 juin	Lithiase biliaire Insuffisance mitrale	60 k. 61 k. 300	4.154.000 4.743.000	11 12	0,68 0,76	15 g. 22 g.	13 15	480 gr.
79 G	41 a	26 mai 19 juin	Lithiase biliaire	69 k. 900 71 k. 500	3.286.000 3.689.000	10 11	0,80 0,90		12 13	1080 gr.
80 H	32 a	7 juin 27 juin	Lithiase biliaire	70 k. 500 70 k. 500	3.720.000 3.990.000	10 11	0,85 0,90		15 15	720 gr.
85 P	53 a	16 juin 6 juillet	Lithiase biliaire Polysarcie		3.751.000 4.185.000	7 9	0,70 0,75		20 17	960 gr.
87 O	46 a	21 juin 9 juillet	Lithiase biliaire	65 k. 800 68 k. 800	3.069.000 4.154.000	8 9,5	0,78 0,87	21 g. 29 g.	14 18	900 gr.
140 G	36 a	4 juin 24 juin	Cong. chron. du foie	69 k. 440 69 k. 440	3.844.000 4.020.000	11 1/2 12	0,80 0,92	28 g. 05 30 g.		Tracé plus ample. Eau 960 gr.
144 B	50 a	29 juillet 3 septembre	Impaludisme: Congestion du foie	54 k. 600 55 k.	2.883.000 3.348.000	8,5 9	0,71 0,87	20 g. 30 23 g.	21 20	Urobiline dans les urines avant et après la cure Eau ingérée 600 gr.

Le tableau S contient les résultats obtenus par la médication de Vichy chez des malades atteints d'affections différentes : en se reportant aux numéros d'observation, il est facile de connaître leur histoire clinique. Chez tous les malades, l'emploi rationnel de l'eau de Vichy, suivant leur maladie, leurs forces, a déterminé une augmentation très notable des globules rouges, de l'hémoglobine, de l'activité de réduction de cette hémoglobine oxygénée. Chez tous il y a eu augmentation du poids, de la quantité d'urée, et de la force du cœur. Tous ont donc retiré un bienfait évident de leur cure thermale : cependant je les ai choisis de parti pris, parmi les plus affaiblis, les plus débilités. Est-ce à dire que l'eau de Vichy ne puisse nuire; je suis convaincu du contraire. Nous verrons par la suite que si son premier effet est de faciliter la digestion, d'augmenter l'appétit, les forces, il est en même temps d'activer les combustions organiques, peut-être en favorisant la circulation du sang dans les capillaires. Il en résulte que cette médication, comme toutes les médications actives du reste, doit être dirigée, modifiée suivant les besoins de la cause, suspendue en temps voulu ; un médecin éclairé ne s'y trompe pas. L'eau de Vichy transportée rend de grands services particulièrement chez les *uricémiques*. Mais on en abuse dans les dyspepsies, les affections du foie. Loin de la source elle perd de son excitation, de son stimulant de l'appétit et de toutes les fonctions gastro-intestinales ; il en résulte que le sang peut devenir moins plastique. Une dame fait une saison à Vichy depuis plusieurs années toujours avec le plus grand bien ; chez elle, elle ne peut boire de l'eau de Vichy plus de quinze jours sans avoir des épistaxis répétées. Les modifications que le transport fait subir aux microorganismes contenus dans cette eau sont peut-être pour une bonne part dans la diminution de sa puissance curative.

II

POULS : TRACÉS SPHYGMOGRAPHIQUES ; TENSION INTRA-ARTÉRIELLE

Lorain(1), dans son beau livre sur le pouls, a montré ce qu'on pouvait attendre de l'étude du pouls par le sphygmographe de Marey et les conditions dans lesquelles il fallait se placer pour en retirer des notions utiles et comparables. Le point le plus important, qu'il ne faut jamais

(1) LORAIN. *Le pouls*, 1870.

oublier, c'est que la pression du ressort de l'appareil ne peut varier sans modifier beaucoup le tracé. Il est nécessaire de chercher le tracé maximum. « Il faut faire varier la pression jusqu'à ce qu'on ait le maximum du pouls. »

Je n'ai eu garde d'oublier ce précepte capital dans la recherche des caractères du pouls chez mes malades avant et après leur cure thermale. J'ai réglé l'appareil une fois pour toutes, et me suis toujours efforcé d'obtenir le maximum d'amplitude

Le tracé sphygmographique a été pris chez une centaine de personnes : Les unes venaient à Vichy pour une affection étrangère au cœur, et et avec un cœur normal ; les autres pour un affection étrangère au cœur, mais ayant un cœur malade.

Enfin quelques unes n'avaient que des troubles relevant d'une maladie de cœur.

Chez les personnes venues à Vichy pour une affection étrangère au cœur, le tracé confirme l'observation clinique et les diverses recherches sur le sang, l'urine. Le cœur subit l'influence du relèvement des forces. En effet, constamment, après la cure, le tracé est plus ample, plus fort. Le phénomène est d'autant plus significatif que la tension intra-artérielle à la fin de la cure est généralement augmentée. Le tracé du pouls devrait être plus réduit si la force du cœur ne venait compenser cette augmentation de pression. Il résulte en effet des études de Marey, que toutes choses égales d'ailleurs, l'amplitude du tracé est d'autant plus grande que la tension vasculaire est plus faible.

Les tracés des observations n°s 29, 37, 79, 87, 141, 142, 150, 151 et 67, démontrent nettement cet accroissement d'énergie dans les pulsations cardiaques.

Chez les malades atteints d'une affection justifiable des eaux de Vichy et en même temps d'une affection du cœur, celle-ci a bénéficié de la cure. Cette classe de malade se décompose ainsi : Dyspepsie. — Rétrécissement aortique. (observ. n°s 15, 16 et 53).

Dyspepsie.— Dilatation de la crosse de l'aorte (observ. n° 17, voir le tracé).

Lithiase biliaire et insuffisance mitrale (observ. n° 76, voir le tracé).

Lithiase biliaire : rétrécissement aortique, athérome de l'aorte, deux observ. 90, 121, tracé).

Lithiase biliaire. — Dilatation de la crosse de l'aorte (observ. n° 91),

Dilatation de l'estomac. — Dilatation de l'aorte (observ. n° 27. Tracé).

Dilatation de l'estomac.— Rétrécissement de l'aorte (observ. n° 3o, Tracé).

Chez tous ces malades le pouls a augmenté en force et il a gagné en régularité.

(Voir le tableau C. pour la tension intra-artérielle).

Le cardiaques que nous avons vu venir à Vichy pour leur seule affection du cœur sont peu nombreux ; il s'agit toujours de lésions mitrales. Les patients venaient, croyant n'avoir que de l'anorexie, quelquefois ils m'étaient adressés par leur médecin, en raison du volume de leur foie. Leur histoire est rapportée aux observations 194, 195, 196 et 197.

Ces observations méritent une mention particulière. L'eau de Vichy ne possède pas la propriété de fondre les indurations valvulaires et de guérir les affections du cœur. Un homme de bonne foi (1) l'a soutenu jadis ; une erreur de diagnostic, assez compréhensible aujourd'hui, que nous connaissons bien les souffles extra-cardiaques, peut seule expliquer cette croyance. Mais si l'eau de Vichy ne peut guérir les cardiaques, elle ne leur nuit pas et elle peut leur être utile.

Dans aucun des cas cités, il ne s'est produit de fatigue du cœur ; dans tous le cœur a gagné en force et en régularité : ceci résulte de nos tracés.

Les malades qui font le sujet des observations 194 et 195 viennent depuis six ans à Vichy sans savoir qu'ils ont une insuffisance mitrale. Chaque fois ils en retirent une amélioration à tous les points de vue : estomac, foie et cœur.

Cela ne veut pas dire que les cardiaques, surtout les aortiques et les athéromateux, sont des malades agréables pour le médecin-traitant. Il est évident qu'ils doivent être surveillés avec beaucoup de soins, parce qu'ils peuvent être atteints à Vichy d'un accident, comme ils peuvent l'être chez eux, souvent sans raison bien déterminée ; mais il n'en est pas moins vrai qu'ils peuvent retirer un grand soulagement de leur cure thermale, surtout s'ils ont en même temps une affection directement justiciable des eaux de Vichy.

(1) NICOLAS. *Utilité des alcalins et surtout des eaux minérales de Vichy contre certaines affections organiques du cœur.* — « Elles peuvent guérir jusqu'à l'hypertrophie simple ou complexe, l'induration ou l'épaississement des valvules, le rétrécissement des orifices. »

M. D. (observ. 27) a pu prendre des douches écossaises fort longues contre sa sciatique, faire son traitement contre sa dyspepsie. Il a vu sa sciatique disparaître, son estomac se remettre à bien fonctionner. Son poids a augmenté de 2 k. 500, et les tracés du pouls montrent que le cœur lui aussi a bénéficié du relèvement général des forces. Il y a même plus, il a vu disparaître les sensations d'angine dans la région préaortique qui l'incommodaient péniblement.

C'est beaucoup pour un de ces malheureux de pouvoir vivre en digérant bien et en n'ayant pas ou peu de douleur préaortique. Cette disparition de la douleur préaortique est notée comme constante depuis six mois chez deux de mes malades ; il n'en sont pas moins heureux que de la disparition de leur dyspepsie.

La pression intra-artérielle a été mesurée avec l'appareil du professeur Potain. Cet appareil est fondé sur le principe suivant : lorsqu'on presse une artère, l'artère radiale, par exemple, jusqu'à ce que le sang ne passe plus, la pression est à ce moment égale à la pression intérieure.

L'appareil se compose : 1° d'une boule en caoutchouc, avec un tube en caoutchouc ; 2° d'un manomètre en communication avec le tube en caoutchouc. L'aiguille du manomètre indique la pression en centimètre de mercure.

Pour mesurer la tension intra-artérielle chez un sujet, on applique la boule en caoutchouc sur l'artère radiale, on presse jusqu'à ce que le sang ne passe plus, jusqu'à ce que le pouls disparaisse. A ce moment, il suffit de lire la pression indiquée par l'aiguille du manomètre pour connaître la pression intra-artérielle. En employant cet appareil, on trouve que, d'une manière générale, la pression intra-artérielle est de 18 centimètres de mercure chez les personnes bien portantes.

Mais cette pression est augmentée chez les athéromateux, les aortiques, les brightiques ; diminuée au contraire chez les anémiques, les cachectiques, les convalescents.

Nos recherches démontrent que sous l'influence de la cure de Vichy, la pression intra-artérielle tend à se rapprocher de l'état normal.

TABLEAU G.

Numéro d'observation	Age	NATURE DE LA MALADIE	EXAMEN : Arrivée Départ	Pression intra-artérielle en cent. de merc.	
15 F	52	Dyspepsie. Athérome. Rétrécissement aortique.	8 juillet 21 juillet	18 20	Disparition de la dyspepsie.
16 S	54	Dyspepsie. Crises d'épilepsie. Rétrécissement aortique.	2 juillet 20 juillet		Venue pendant cinq ans à Vichy, en a toujours retiré une grande amélioration.
17 S	60	Dyspepsie. Dilatation de la crosse de l'aorte.	19 juillet 20 août		Digestions bonnes. Forces plus grandes qu'avant la cure. Intermittences cardiaques plus rares.
27 D	56	Dilatation de l'estomac. Dilatation de la crosse de l'aorte.	21 juin 9 juillet		(Digestions parfaites. Forces augmentées. Poids plus considérable de 2 k. 500. Faux pas du cœur plus rares. Guérison de sciatique. Voir le tracé observ. 27.
30 S	58	Dilatation de l'estomac. Athérome. Rétrécissement aortique.	16 juillet 9 août		Dyspepsie très amendée. (tracé)
53 J	42	Dyspepsie. Polype sous-péritonéal. Rétrécissement aortique.	9 août 28 août		Digestions bonnes. Disparition de douleurs dans le bas-ventre.
76 V	56	Lithiase biliaire. Insuffisance mitrale.	14 mai 5 juin	13 15	Amélioration locale et générale. — Pour le cœur, voir le tracé sphygmographique, observ. 76.
90 S	45	Lithiase biliaire. Épaississement des valvules de l'aorte	22 juin 15 juillet	18 18	Force plus grande du cœur à la fin. L'amplitude est beaucoup plus grande ; la systole se fait d'un seul coup. Voir observ. 90.
91 R	50	Lithiase biliaire. Dilatation de la crosse de l'aorte.	22 juin 2 juillet	18 20	Irrégularités du pouls, avant la cure il y a des pulsations plus grandes, d'autres plus petites ; à la fin, le pouls est parfaitement régulier, toutes les pulsations sont égales en hauteur et longueur.
121 B	63	Lithiase biliaire. Rétrécissement aortique.	12 août 3 sept.		Pouls plus ample et plus fort (voir le tracé observ. 121.)
193 F	45	Mal de Bright :	7 juin 27 juin	16 19	Disparition du bruit de galop. (voir le tracé force plus grande. Augm. de 1300 gr. Albuminurie notable. dimin.
194 G	51	Insuffisance mitrale. Mal de Bright	6 juillet 14 juillet	21,3 21,5	Est plus fort : comparativement aux autres années, il a retiré un plus grand bénéfice de sa cure.
195 P	50	Rétrécissement mitral.	23 juillet 10 août	15 18	Cœur plus énergique (voir le tracé observ. 195.
196 B	46	Insuffisance mitrale.	2 août 10 août	15 17,1|2	Vient à Vichy depuis six ans ; chaque fois elle part réconfortée. (voir le tracé observ. 196.
197 R	30	Insuffisance mitrale.	10 août 24 août		Forces plus grandes. Disparition de diarrhée du début et de pesanteur du ventre.

III

De tous les composés de l'urine (1), l'urée est le plus important : il représente par excellence le déchet de l'organisme. « La substance azotée la plus oxydée est l'urée », dit Bouchard. En clinique on peut se contenter de sa recherche pour établir la mesure de combustion.

Pour élucider l'action des eaux de Vichy sur les échanges nutritifs par la recherche de l'urée. il faut prendre les urines des 24 heures.

Une seule chose était changée dans le mode de vivre de nos malades : l'ingestion d'une certaine quantité d'eau minérale. Eh bien, constamment nous avons trouvé une augmentation considérable du chiffre de l'urée.

Les esprits désireux d'expliquer ce résultat autrement que par l'action de l'eau de Vichy, ne manqueront pas de dire que cela n'a rien d'étonnant et que c'est l'effet d'une alimentation plus abondante, plus riche. d'un exercice plus considérable. Je concède volontiers tout cela, quoi qu'il y ait peut être une trop grande générosité à le faire. Mais que l'on admette ces deux causes réunies, il n'en est pas moins vrai qu'elles n'ont pu se produire que grâce à l'eau de Vichy. Avant la cure, les malades souffraient précisément de ne pouvoir manger, digérer, de ne pouvoir prendre de l'exercice. Sous l'influence de l'eau minérale, l'appétit se relève. les digestions se font plus facilement, l'exercice devient possible. chaque jour on parvient à l'augmenter, les forces s'accroissent et le sujet s'imagine volontiers, après sa cure, qu'il n'est plus malade ; mais c'est précisément ce qu'il désirait.

Le fait qui est démontré, c'est l'augmentation de l'urée, l'augmentation de la vie sous l'influence de la médication de Vichy. Il y a cependant une remarque importante à faire : chez deux diabétiques et une dilatation de l'estomac présentant trop d'urée avant le traitement thermal, j'ai constamment trouvé une diminution après la cure. Cependant l'appétit s'était maintenu, la soif avait cessé. le sucre avait disparu ou diminué beaucoup, les forces avaient augmenté. Dans le cas de dilatation de l'estomac, il y eut amélioration considérable et de l'estomac et de l'état général, et si l'on veut bien se reporter à l'observation 37 qui en contient la relation, on verra qu'il n'y a rien d'exagéré dans mon dire.

(1) DANLOS. H. Art. Urine. *Dictionnaire de médecine et de chirurgie pratique.*

Numéro d'observation	Age.	NATURE DE LA MALADIE	EXAMEN: Arrivée Départ	Urée par 24 heures	Augmen- tation o/o	Dimi- nution o/o	Poids du sujet	Quantité d'urée qu'il doit produire normalement par jour	
37 M	36	Dilatation de l'estomac	4 août 2 sept.	36 gr. 35 26 gr. 85		26 0/0	64 k. 500 65 k.	25 gr. 80 26 gr.	Sous l'influence de la cure, l'urée de ce malade, d'abord trop élevée, s'est rapprochée de la quantité normale.
46 C	33	Dilatation de l'estomac	18 août 22 sept.	8 gr. 683 21 gr. 474	148 0/0		65 k. 900 66 k. 200	26 gr. 54 26 gr. 48	
75 O	22	Lithiase biliaire	11 mai 2 juin	11 gr. 44 16 gr. 04	40 0/0		45 k 44 k. 350	17 gr. 20 17 gr. 74	
84 K	72	Lithiase biliaire	12 juin 28 juin	31 gr. 17 35 gr.	15 0/0		83 k. 300 85 k.	33 gr. 32 34 gr.	
121 J	46	Lithiase biliaire	2 sept. 2 octob.	14 gr. 40 18 gr. 33	28 0/0		55 k. 57 k. 400	22 gr. 22 gr. 96	
140 G	36	Congestion chronique du foie	4 juin 24 juin	28 gr. 05 30 gr.	7 0/0		69 k. 440 69 k. 440	27 gr. 776	
141 T	55	Congestion chronique du foie	15 juin 8 juillet	20 gr. 36 29 gr. 48	44,80 0/0		108 k. 104 k.	43 gr. 20 41 gr. 60	
141 B	50	Congestion. Impaludisme	29 juillet 23 sept.	20 gr. 30 23 gr.	14,80 0/0		54 k. 600 55 k	21 gr. 80 22 gr.	
150 B	51	Cirrhose atrophique	14 juin 3 juillet	19 gr 74 25 gr. 81	30,7 0/0		73 k. 700 75 k. 850	28 gr. 48 30 gr. 35	
167 B	65	Diabète	1er juin 15 juin	30 gr. 36 33	8 0/0		82 k. 200 82 k. 300	32 gr. 88 32 gr. 92	
177 M	62	Diabète	11 juillet 2 août	35 gr. 69 32 gr. 84		8 0/0	86 k.	32 gr. 40	
178 C	48	Diabète	27 juillet 18 août	28 gr. 10 30 gr.	7 0/0		83 k. 84 k.	33 gr. 20 33 gr. 60	
179 G	42	Diabète	1er août 30 août	26 gr. 17 30 gr. 50	7 0/0		85 k. 800 87 k. 800	34 gr. 20 35 gr. 12	
187 H	55	Diabète	17 août 6 sept.	38 gr. 4 36 gr. 58		5 0/0	93 k. 700 94 k. 200	37 gr. 48 37 gr. 60	
87 D	46	Lithiase biliaire	21 juin 9 juillet	21 gr. 26 gr.	20 0/0		64 k. 800 68 k. 800	26 gr. 32 27 gr. 52	

IV

L'examen du sang (globules et hémoglobine, activité de réduction de l'oxyhémoglobine) du pouls (tracé sphymographique et pression intra-artérielle) des urines (urée) a été pratiqué chez un certain nombre de malades. Chez ceux précisément qui semblaient devoir être intéressants à étudier, chez ceux pour lesquels, d'après les idées en cours, on pouvait discuter l'indication des eaux de Vichy.

Avec ces quelques observations, la démonstration cherchée est faite. Cependant dans les cas ordinaires, la pesée pouvait rendre de grands services. Il suffit de jeter un coup d'œil sur le tableau P. pour juger de quelle importance est ce moyen si simple, et comprendre combien il peut donner de renseignements précieux sur la nutrition.

Les malades soumis au traitement des eaux de Vichy prennent ordinairement du poids : il n'y a d'exception que pour les polysarciques, particulièrement les personnes chargées d'embonpoint par accumulation de graisse et de lymphe, l'une d'elle a perdu 4 k. 3oo gr. Observ. 118.

Tous les sujets atteints d'affections du foie, de lithiase biliaire ou urinaire, les goutteux, les diabétiques, les dyspeptiques, augmentent de poids dans la proportion de 1 à 5 kilos par saison.

Les dilatés de l'estomac prennent moins facilement du poids ; mais toujours leurs forces s'accroissent d'une manière très nette.

L'observation la plus décisive de ce tableau est celle du n° 56. Une dame atteinte de tuberculose pulmonaire est envoyée à Vichy parce qu'elle ne peut ni manger, ni digérer. Cette malade a des signes non douteux aux deux sommets ; au reste, elle crache du sang depuis un an. Au moment où je la vois elle est d'une maigreur extrême, pâle, défaite, les extrémités inférieures légèrement œdématiées et très abattue. Sous l'influence de la médication, l'appétit renaît, les fonctions gastro-intestinales se rétablissent, les forces reviennent, la respiration se fait mieux, les idées se modifient et cette dame quitte Vichy dans un état absolument différent que lors de son arrivée. Elle a augmenté de 2 kil. en arrivant elle pesait 46 kil. donc elle s'est enrichie d'un 23e de sa masse totale du début. L'examen des crachats n'a pu être fait faute d'expectoration pulmonaire. L'observation 57 est le pendant de ce fait.

Un étranger, espagnol, tuberculeux, pulmonaire, quitte Vichy, bien amélioré, quoique l'examen de ses crachats ait montré des bacilles de Koch. Mais il est impossible de donner le chiffre d'augmentation de son poids, parce que cette recherche a été oubliée au moment du départ.

TABLEAU P. — AUGMENTATION DE POIDS

NUMÉRO de l'observation	AGE	NATURE de la maladie	EXAMEN à l'arrivée et au départ	POIDS	NUMÉRO de l'observation	AGE	NATURE de la maladie	EXAMEN à l'arrivée et au départ	POIDS
9 H	23 ans	Dyspepsie. Anémie	10 juin / 27 juin	50 k. 700 / 51 k.	87 D	46 ans	Lithiase biliaire	21 juin / 9 juillet	65 k. 800 / 68 k. 500
12 D	40 ans	Dyspepsie	7 juillet / 19 juillet	62 k. 650 / 63 k.	88 C	34 ans	Id.	18 juin / 4 juillet	48 k. 540 / 51 k. 100
27 D	55 ans	Dilatation de l'estomac / Dilatation nocturne	24 juin / 9 juillet	68 k. / 70 k. 500	93 T	63 ans	Id.	1er juillet / 24 sept.	70 k. 449 / 71 k. 400
37 M	36 ans	Dilatation de l'estomac	4 août / 2 sept.	61 k. 550 / 65 k	95 C	26 ans	Id.	1er juillet / 13 juillet / 20 juillet	48 k. / 49 k. 300 / 50 k. 300
38 G	40 ans	Dilatation de l'estomac	4 août / 22 août	56 k. 300 / 58 k. 700	96 P	35 ans	Id.	8 juillet / 24 juillet	54 k. 250 / 58 k. 400
45 C	21 ans	Dilatation de l'estomac	15 août / 27 août	44 k. 200 / 44 k. 700	102 P	26 ans	Id.	10 juillet / 28 juillet	47 k. 100 / 49 k. 900
46 C	35 ans	Dilatation de l'estomac	18 août / 2 sept	65 k. 900 / 66 k. 200	101 B	21 ans	Id.	11 juillet / 28 juillet	52 k. 500 / 54 k. 500
48 I	21 ans	Dilatation de l'estomac	29 août / 10 sept.	57 k. 600 / 58 k.	106 R	44 ans	Id.	23 juillet / 8 août	74 k. 300 / 76 k.
55 P	12 ans	Dystrophie et dyspepsie	1er août / 29 août	31 k. / 32 k. 500	114 S	31 ans	Id.	22 juillet / 10 août	72 k. 300 / 73 k. 405
56 P	29 ans	Tuberculose pulmon. Dyspepsie	12 juillet / 20 juillet / 28 juillet	46 k. 400 / 47 k. 350 / 48 k. 300	116 D	42 ans	Id.	16 juillet / 26 août	54 k. 200 / 56 k.
75 O	22 ans	Lithiase biliaire	11 mai / 2 juin	43 k. / 44 k. 250	117 M	35 ans	Id.	25 juillet / 14 août	48 k. 500 / 48 k. 800
79 G	41 ans	Lithiase biliaire	26 mai / 19 juin	69 k. 800 / 71 k. 500	118 G	43 ans	Id.	2 août / 25 août	50 k. / 50 k. 100
84 K	72 ans	Lithiase biliaire	15 juin / 25 juin	83 k. 300 / 85 k.	119 G	41 ans	Id.	6 août / 3 sept.	65 k. / 67 k. 800
					124 B	19 ans	Id.	29 août / 17 sept.	82 k. / 85 k. 300

TABLEAU P. — AUGMENTATION DE POIDS

NUMÉRO d'observation	AGE	NATURE de la maladie	EXAMEN à l'arrivée et au départ	POIDS	NUMÉRO d'observation	AGE	NATURE de la Maladie	EXAMEN à l'arrivée et au départ	POIDS
127 J	65 ans	Lithiase biliaire	2 sept. 2 octobre	55 k. 57 k. 400	71 S	57 ans	Diabète	1er juillet 15 juillet	95 k. 96 k. 500
143 S	46 ans	Congestion chronique du foie	1er juillet 26 juillet	65 k. 500 67 k. 800	178 G	43 ans	Diabète	27 juillet 18 août	83 k. 84 k. 500
144 B	50 ans	Impaludisme	29 juillet 3 sept.	54 k. 600 55 k.	179 G	42 ans	Diabète	1er août 30 août	85 k. 500 87 k. 800
145	38 ans	Congestion chronique du foie	2 août 22 août	94 k. 700 96 k. 600	181 H	55 ans	Diabète	17 août 6 sept.	93 k. 700 94 k. 200
150 B	51 ans	Cirrhose atrophique du foie	14 juin 24 juin 3 juillet	73 k. 700 74 k. 900 75 k. 850	182 F	67 ans	Diabète	6 sept. 25 octobre	76 k. 200 79 k. 100
151 D	56 ans	Syphilis du foie	22 juin 30 juin 9 juillet 19 juillet	60 k. 60 k. 850 61 k. 900 62 k. 400	187 G	42 ans	Lithiase urinaire	1er juillet 22 juillet	79 k. 500 79 k. 300
					189 H	32 ans	Lithiase urinaire	13 juillet 7 août	72 k. 75 k.
167 B	65 ans	Diabète	1er juin 19 juin	82 k. 200 82 k. 300	193 F	45 ans	Albuminurie	7 juin 27 juin	88 k. 700 90 k.
169 T	65 ans	Diabète	19 juin 9 juillet	77 k. 78 k. 500	194 G	51 ans	Insuffisance mitrale	6 juillet 14 juillet	52 k. 200 52 k. 300

TABLEAU P. — DIMINUTION DE POIDS. — ETAT STATIONNAIRE

NUMÉRO l'observation	AGE	NATURE de la Maladie	EXAMEN à l'arrivée et au départ	POIDS	NUMÉRO d'observation	AGE	NATURE de la maladie	EXAMEN à l'arrivée et au départ	POIDS
26 M	19 ans	Dilatation de l'estomac	12 juillet 21 juillet	48 k. 300 48 k. 200	122 C	30 ans	Lithiase biliaire Polysarcie	18 août 12 sept.	89 k. 200 85 k.
28 M	35 ans	Dilatation de l'estomac	4 juillet 30 juillet	55 k. 250 54 k. 700	127 F	27 ans	Lithiase biliaire	29 août 17 sept.	82 k. 81 k. 800
29 P	40 ans	Dilatation de l'estomac	6 juillet 25 juillet	81 k. 100 81 k.			ETAT STATIONNAIRE		
					172 G	43 ans	Diabète du foie	1er juillet 30 juin	78 k. 78 k.
36 B	42 ans	Dilatation de l'estomac Polysarcie	2 août 25 août	76 k. 300 75 k.	33 D	60 ans	Dilatation de l'estomac	24 juillet 12 août	49 k 49 k.
42 N	47 ans	Dilatation de l'estomac Foie congestionné	9 août 25 août	63 k. 200 61 k. 700	39 I.	26 ans	Dilatation de l'estomac	6 août 27 août	70 k. 200 70 k. 200
47 G	34 ans	Dilatation de l'estomac	29 août 14 sept.	66 k. 65 k. 400	80 H	32 ans	Lithiase biliaire	26 mai 19 juin	70 k. 500 70 k. 500
					165 A	66 ans	Lithiase biliaire	11 juillet 28 juillet	70 k. 400 70 k. 400
59 O	23 ans	Polysarcie	8 juillet 27 juillet	69 k. 96 k. 500	140 G	36 ans	Congestion chronique du foie	4 juin 24 juin	69 k. 440 69 k. 440
111 H	43 ans	Lithiase biliaire Polysarcie légère	20 juillet 9 août	84 k. 200 83 k. 300	184 P	59 ans	Goutte	9 juillet 28 juillet	77 k. 800 77 k. 800

De l'ensemble de ces recherches il ressort évidemment que la médication de Vichy relève les forces ; l'examen du sang, des urines, du cœur et du poids, le prouvent d'une manière évidente. Est-ce à dire que la médication est sans danger, qu'elle peut être livrée au caprice des malades ou de leur milieu ? Certainement non. On peut affaiblir les gens par un excès de viande, de pain, des meilleurs vins, etc.; on peut aussi les affaiblir par la trop petite quantité des aliments. Il en est de même de l'eau de Vichy : elle doit être prise en quantité variable, pendant un temps variable, suivant les antécédents des malades, leurs forces, le moment de leur maladie : sans cela on s'expose ou à ne pas retirer tout le bien qu'on était en droit d'attendre de la médication ou même à aggraver sa situation.

APERÇU HISTORIQUE SUR LES ALCALINS

Les alcalins en général, et les eaux de Vichy en particulier, ont eu la bonne fortune de n'être l'objet que d'une hypothèse ; leur constitution chimique a décidé de leur grandeur et de leur misère.

Alcalis (1) (de l'arabe *al, la* ; kali, potasse) désigne un ensemble de corps (potasse, soude, lithine, chaux, baryte, strontiane, ammoniaque, qui ont tous des propriétés communes. Ainsi ils se combinent avec les acides qu'ils peuvent saturer complètement et former avec eux des sels neutres. Lorsqu'on ingère ces substances on modifie tous les milieux du corps ; on les rend alcalescents (2). Si les sécrétions, ou fluides de l'économie, étaient alcalins on augmente cette alcalinité, s'ils étaient acides on leur enlève cette acidité, au point de les rendre neutres ou même alcalins.

Sylvius (3) et Boehraave (4) inventèrent l'*acrimonie alcaline*. Elle reconnaît pour cause les aliments animaux ou quelques végétaux alcalescents, l'abondance des matériaux nutritifs dans le sang, la prédominance des principes actifs de la bile, un engourdissement ou une stimulation extrême du mouvement vital, une chaleur excessive. D'où abolition de l'appétit, soif et rapports nidoreux, fétidité de l'haleine, enduit sale de la langue, bouche amère, dégoût général des aliments, excepté pour les aqueux et les acides. La dissolution putride gagne le

---

(1) Alcalis. *Dict. Encyclopédique.* LUTZ.

(2) Alcalescence. *Dict. Encyclopédique.* GUBLER.

(3) DE LE BOE (Francisci) *Sylvii. Opera. med.* Traject ad Rhemun et Amstelod, 1695.

(4) BOERHAAVE et VAN SWIETEN. *Commentaires de Van Swieten sur les Aphorismes de Boerhaave,* in 4°, Paris, 1755.

sang où se développe l'acrimonie alcaline, etc. Huxham (1) admet les mêmes idées : « *Omnes corporis humores si putrescunt, alkalini fiunt* », et pour le moins le sang revient plus fluide.

Ce qui se dégage de plus net de l'étude des travaux cités, c'est que les alcalins fluidifient le sang et disposent à la putrescibilité (2).

Malheureusement à côté de l'acrimonie alcaline il y avait l'acrimonie acide : si l'une était dangereuse l'autre ne l'était pas moins. En effet elle épaississait le sang, l'empêchait de circuler, produisait ainsi les divers engorgements du foie, de la rate, de tous les tissus, depuis les petits ganglions jusqu'aux tumeurs, kystes, cancers et tubercules. Les hommes étaient sans cesse en danger de tomber sous l'influence de l'une ou de l'autre de ces acrimonies.

Lorsque les études d'hématologie (3) eurent montré que le sang était constamment alcalin, chacun accorda une nouvelle importance aux alcalins. Mialhe (4) dit que la cause du diabète résidait dans une absence d'oxydation des matières sucrées introduites dans l'économie et que cette combustion incomplète tient à une alcalinité insuffisante du sang.

Barthez (5), Ch. Petit (6) s'emparent de l'idée d'une altération chimique du sang par un acide cause de tous les maux et cherchent à démontrer qu'on peut combattre victorieusement cette altération par les alcalins. Ils tentent de prouver qu'on peut rendre constamment alcalines les sécrétions habituellement acides, urines, sueurs, etc., par les eaux de Vichy, que c'est à cette action chimique qu'on doit les résultats obtenus dans le diabète, la goutte, la lithiase biliaire, et qu'on doit chercher la saturation alcaline de toute l'économie pour obtenir le maximum de résultat.

Magendie (7) injecte du sous-carbonate de soude dans le sang et voit qu'il ne se coagule plus. Il signale le danger qu'il y aurait à abuser des alcalins.

Trousseau (8), dans son cours de 1852, s'exprime ainsi : « Les eaux

---

(1) JOANNIS HUXHAMI. *Opera Lipsiæ*, 1829.

(2) Comptes rendus. Acad. Sciences, 1842.

(3) PIORRY et L'HÉRITIER. *Des altérations du sang*, 1840. NASSE. *Journal für praktische Chimie*, 1843. FIGUIER. *Sur une nouvelle méthode d'analyse du sang.* Ann. de Chimie et de Physique, 1844. ANDRAL et GAVARRET. *Essai d'hématologie*, 1845.

(4) MIALHE. *Comptes rendus de l'Académie des Sciences*, 1842.

(5) BARTHEZ. *Guide pratique des malades aux eaux de Vichy*. Paris, 1849.

(6) PETIT. *Du mode d'action des eaux de Vichy et de leurs applications thérapeutiques*. Paris 1850.

(7) MAGENDIE. *Union médicale*, 1852, p. 498.

(8) TROUSSEAU. cours de 1852, cité par Pupier. *Action de l'eau de Vichy sur la composition du sang*, 1875.

alcalines sont toutes diurétiques, elles augmentent la quantité des urines ; leur action sur le sang, naturellement alcalin, est de le rendre plus alcalin encore.

Les sécrétions normalement acides, urines et sueurs, sont influencées ; l'acide urique diminue la salive, le suc pancréatique, la bile, sont modifiés et consécutivement toutes les fonctions digestives. En définitive, le sang est modifié dans sa composition même. La graisse du sang est brûlée dans la respiration : on sait que les alcalins favorisent cette combustion que la graisse diminue et qu'il en résulte un amaigrissement.

Cette action des alcalins sur la nutrition se trouve compensée d'autre part à l'aide du régime, de l'exercice musculaire qui stimulent l'appétit. Si les fonctions digestives sont un moment surexcitées, si dans la polysarcie le meilleur remède est l'administration des eaux alcalines, on comprend que l'excès des alcalins produise une anémie, une cachexie, qu'en dernière analyse la nutrition ne puisse plus s'effectuer. »

Peu après, Trousseau expose des idées qui semblent différentes (1), « que la dyspepsie, dit-il, que les engorgements viscéraux qu'elle accompagne dépendent de l'anémie, qu'ils en soient la cause, ce que je ne saurais dire, toujours est-il que ces troubles gastriques, que ces hypertrophies de la rate et du foie sont très souvent avantageusement combattus par les moyens que très certainement on ne supposait pas devoir leur être utiles. Ainsi à Vichy, où l'Hôpital Militaire réunit un nombre important d'individus affectés de cachexies palustres, accompagnés d'engorgements spléniques et hépatiques, de troubles dyspeptiques plus ou moins graves, on voit les malades guérir, s'améliorer du moins assez rapidement sous l'influence de la médication thermale alcaline si puissamment active dans ces cas. Or, je vous le demande, est-il quelque chose de plus anormale à première vue, de plus contraire aux théories chimiques que de donner à des individus dont le sang est dans un tel état de dissolution que souvent il en résulte des hydropisies et des hémorrhagers passives, que de donner, dis-je, à des malades dont le sang est si évidemment appauvri, des alcalins qui sont regardés comme des dissolvants par excellence ? »

Depuis les leçons de Trousseau, les avis sont partagés sur l'opportunité des alcalins ; ceux qui mettent constamment l'anémie alcaline en avant sont bien embarrassés lorsqu'on leur rappelle jusqu'à quelles

(1) TROUSSEAU. *Clinique médicale de l'Hôtel-Dieu*, 5e édition, 1877, p. 65 et 66.

doses colossales on peut les donner sans déterminer de modifications fâcheuses dans la composition du sang.

Les Anglais ont beaucoup vanté les alcalins dans le rhumatisme articulaire. Ils procédaient par haute dose : 3o à 45 grammes. Golding-Bird d'abord, puis Dickinson, disent que grâce à ce traitement les complications cardiaques dans cette maladie sont dix fois plus rares. Garrod a suivi la même pratique. Charcot (1) a donné souvent 25 à 3o grammes de bicarbonate de soude par jour et pendant plusieurs semaines, sans remarquer de tendances chez les malades aux hémorragies, ni à l'anémie profonde. Vulpian à l'Hôtel-Dieu, Jaccoud à Lariboisière, ont répété ces expériences avec un succès marqué. Jaccoud a poussé les doses de 20 à 40 grammes dans un litre d'eau. Aujourd'hui nous connaissons le salicyte de soude et l'antipyrine (2) ; la médication alcaline dans le rhumatisme a beaucoup perdu de son importance mais son innocuité n'en est pas moins démontrée.

Bouchard dit : « J'ai donné bien souvent le bicarbonate de soude à la dose de 3o grammes par jour, même pendant des mois et j'ai pu voir la santé, loin de se détériorer, devenir plus florissante ; j'ai vu le coloris reparaître, l'embonpoint revenir. Le bicarbonate de soude et les eaux alcalines ont été vantés sans mesures et condamnés sans raison (3).

Sans avoir exercé pendant longtemps à Vichy, j'ai cependant une assez longue expérience de cette station, parce que c'est mon pays ; je ne puis que me rallier entièrement à l'opinion du professeur Bouchard. Les eaux de Vichy peuvent rendre de très grands services, mais on ne peut obtenir le maximum de l'effet utile qu'en prescrivant soigneusement le régime, la médication aux malades, et en les surveillant dans l'application pour modifier les prescriptions suivant les circonstances.

A côté des erreurs de diagnostic qui font qu'on envoie à Vichy des malades atteints de lésions organiques irrémédiables, auxquels rien ne peut, l'usage inconsidéré, sans règles, sans prudence, de l'eau de Vichy, peut revendiquer une part importante dans la réputation de dangereuses qu'elles ont prises auprès de plus d'un médecin.

---

(1) *Traité de la Goutte, par Garrod.* Traduction annotée par Charcot, p. 634.

(2) GERMAIN SÉE. *Bullet. Acad. médec.*, 1887.

HAYEM. *Bull. soc. médec. des hôp.* 1887.

(3) BOUCHARD. *Maladies par ralentissement de la nutrition,* 1882, p. 304.

OBSERVATIONS RÉSUMÉES.

DYSPEPSIE

« La dyspepsie est un état morbide caractérisé par la lenteur et la difficulté de la digestion (1) « *Ce n'est donc pas une entité morbide ;* ce n'est qu'un ensemble symptomatique commun à des affections diverses.

Un grand nombre de personnes, souvent avec toutes les apparences de la santé, se plaignent de troubles du côté de l'estomac. L'appétit est généralement affaibli, quelquefois normal ou exagéré, mais dans les deux cas, l'ingestion des aliments est suivi d'un sentiment de douleur, de distension à l'épigastre, souvent d'un malaise général, de baillement, de somnolence, parfois de hoquet. Assez souvent se produisent des renvois gazeux, des éructations plus ou moins sonores. Ces renvois peuvent être sans odeur, sans saveur, ou être fétides, acides, brûlants, quelquefois même, sans efforts de vomissements, les malades rejettent quelques gorgées de matières alimentaires ; ces régurgitations sont infiniment plus fréquentes que le vomissement véritable, qui est rare, et alors même qu'il se produit il ne survient qu'à des époques éloignées et dans des circonstances particulières. Presque tous les malades se plaignent de constipation. *Si l'on constate que l'estomac de ces malades n'est pas altéré*, on dit qu'ils sont atteints de dyspepsie. C'est un vieux mot, presque aussi ancien que la chose, qui a beaucoup servi et servira encore beaucoup, parce que d'ici longtemps nous ne parviendrons pas à débrouiller les divers troubles digestifs et à les rapporter à leur cause.

Sans doute le mot est bien insuffisant, mais jusqu'à ce qu'on ait trouvé mieux il nous rend le service de désigner un ensemble de troubles de l'estomac et de l'intestin sur lesquels tous les médecins sont d'accord.

J'ai distingué mes malades en dyspeptiques simples et en dilatés. Bouchard (2) a montré que la perte de contractilité musculaire de l'estomac avait une importance considérable dans l'imperfection de la digestion. Non seulement elle entrave la digestion, mais par suite de la stagnation des aliments il se fait des fermentations anormales au sein de la masse alimentaire, qui déterminent la production des substances toxiques dont la résorption peut déterminer des accidents multiples.

(1) DAMASCHINO. *Maladies des voies digestives*. Paris, 1880, p. 649.
(2) BOUCHARD. *Bull. soc. médic. des hôpit.*, 1884.

Or, cette perte de la contractilité peut être modifiée, guérie par un régime approprié, par une médication particulière, il faut donc distinguer les dilatés des dyspeptiques ordinaires.

Je n'ai pas cru devoir donner à mes malades simplement dyspeptiques d'autres qualificatifs, parce que les divisions de la dypepsie imposées par les auteurs sont variables, incomplètes, et arbitraires. Les divisions fondées sur les symptômes observées sont toutes de convention, et la clinique nous montre constamment des malades qui embrassent à la fois deux ou trois de nos catégories. Quant à la classification chimique, nos connaissances actuelles sur le suc gastrique ne nous autorisent pas encore à nous en servir.

En se fondant sur les caractères du suc gastrique on a divisé les dyspepsies en trois classes (1).

1° Il y a diminution de la sécrétion gastrique et de sa richesse en acide chlorhydrique.

2° L'acidité est exagérée et il y a hypersécrétion.

3° Le suc gastrique a subi des modifications qualitatives de son acidité : au lieu de l'acide chlorhydrique normal, on trouve des acides anormaux ; acide butyrique, acétique, etc.

Pour admettre cette classification, il faudrait pouvoir reconnaître ces variétés de dyspepsie. Or, dans les cas difficiles, comme dans l'observation 1° D. A., malgré tous mes moyens d'investigation, j'étais fort embarrassé de dire s'il s'agissait de dyspepsie idiopathique ou symptomatique d'une altération grave de l'estomac : cancer, ulcère, gastrite ulcéreuse ou non, scléroses ou indurations du tissus sous-muqueux (Hanot et Gombaut), atrophies de la paroi (B. Léwy).

La douleur assez vive au creux épigastrique, l'empâtement diffus, peut être simulée par la contraction des muscles de la paroi abdominale, l'altération générale surtout, chez Mme D. A., faisaient redouter une maladie organique. L'absence de leucocytose plaidait dans un sens différent d'après Hayem (2). L'urée éliminée en 24 heures était de 23 grammes ; ce chiffre ne pouvait me renseigner, puisqu'il faut moins de 12 grammes pour penser au cancer. L'expérience a montré que ce signe dû à Rommelaère est loin d'avoir toute la valeur qu'on a voulu lui attribuer. Je possède une observation de cancer de l'estomac dans laquelle il y avait à la période d'hésitation du diagnostic 27 grammes — 26 gr. — 27 gr. — 25 gr. — 31 gr. et 32 gr. d'urée en 24 heures.

(1) G. SÉE. *Dyspepsies gastro-intestinales.* 2° édition, 1883.

(2) HAYEM. *Soc. médicale des hôpitaux*, 1887.

Cela est absolument conforme à l'enseignement du professeur Dieulafoy (1) qui déclare que ce signe est insuffisant.

Mais l'examen du suc gastrique a-t-il une signification précise ? On sait qu'il consiste à rechercher si le suc gastrique renferme de l'acide chlorhydrique : son absence indique une lésion grave.

Depuis que Leube (2) a indiqué ce moyen de diagnostic, bien des médecins l'ont imité.

On peut se procurer du suc gastrique avec des éponges dégluties, puis retirées au moyen d'un fil (Edinger) (3), ou bien avec un tube introduit dans l'estomac et dans lequel on fait le vide en employant l'appareil de Potain ou de Dieulafoy.

Pour provoquer la sécrétion de ce suc, Leube injecte de l'eau glacée avant le repas. Jaworski et Gluzinski (4) injectent de l'eau à 18 degrés ; Ewald (5) et Boas (6), au contraire, évitent de diluer le suc gastrique par l'introduction d'eau. G. Sée (7) analyse également le suc gastrique après un repas d'épreuve comprenant peu d'eau.

Les principaux réactifs employés pour la recherche des acides de l'estomac sont : 1° la tropéoline ou oranger poirier n° 4, préconisée par Vander Velden.

M. Dujardin-Beaumetz (8) a montré son peu de valeur.

2° Le violet de Méthyle, appliqué par Laborde pour la première fois dans des recherches de physiologie, puis par Debove.

(1) DIEULAFOY. *Cours de pathologie interne.* Paris, 1887-88.

(2) LEUBE. *Die Krankheiten das Magens und Darms, and Haubd. der spec. Path. und Therap.* Bd. VII 2 H, 1878. LEUBE et EWALD. *La dyspepsie nerveuse.* Congrès de méd. in Berlin, 1884. in Sem. med. 8 mai 1881.

(3) EDINGER. L. *Untersuchungen zur phisiologie und pathologie des Magens,* 1880.

(4) JAWORSKI et GLUZINSKI *Experimentelle klinische. Untersuchungen überden Chemismus und Mechanismus der Verdaungs function des meuschl Magens in physiol. und pathologischen Zustande, u, v, w. In Zeitschrift f. klin. Med.* Bd. XI, Heft II v. III.

(5) EWALD (C. A.) *Die Lhre von der Verdauunhs* 1879. *Klinich der Verdauungs Krankheiten* 1866. *Ueber Zuckerbildung in Magens und Dyspepsia acida. In Berl. Klin. Wochenschrift* n° 48. 1886.

(6) BOAS. *Ueber den heutigen Stand der diagnostic und therapic des Magenkronkheiten, in D. med. Wochenschr.* n° 24, 25 juin 1887.

(7) GERMAIN SÉE. *Du régime alimentaire.* (*Réactifs des divers acides de l'Estomac,* p. 273, 1887. *Maladies de l'estomac, jugées par un nouveau réactif chimique.* Académie de Médecine, séance du 17 janvier 1888.

(8) DUJARDIN-BEAUMETZ. *De la valeur diagnostique des procédés chimiques employés pour reconnaître l'acidité du sucre gastrique.* Bullet. soc. médic. hôpitaux, Décembre 1884.

3° Le vert brillant et le vert malachite préconisé par Lépine (1), Jacksh et Dieulafoy.

4° Le papier du Congo proposé par Hosslin, puis par Riegel.

5° Le perchlorure de fer phénique, procédé d'Uffelmann, qui permet de distinguer l'acide lactique de l'acide chlorhydrique.

6° La phloroglucine, mélée avec la vaniline (2 grammes de phloroglucine pour 1 gramme de vaniline dans 3o grammes d'alcool), ou réactif de Günzsburg.

Le professeur G. Sée (2) vient d'étudier à nouveau ce réactif et de montrer sa sensibilité à l'acide chlorhydrique.

J'ai vu par moi-même, dans le service du professeur G. Sée, à l'Hôtel-Dieu, combien il est facile de retirer le suc gastrique après un repas d'épreuve. J'ai pu juger des qualités de tous les réactifs mentionnés, en même temps que messieurs les professeurs Ch. Richet et Strauss. L'examen du suc gastrique ne peut donner actuellement des données souvent utiles. Les cas où l'acide H Cl manque, sont l'exception. Les circonstances dans lesquelles il fait défaut d'une manière absolue sont encore discutées et ne peuvent entraîner la conviction. Ce qu'il faudrait apprécier, c'est sa quantité ; or les réactifs ne peuvent renseigner d'une manière assez précise sur ce point. On ne peut donc fonder sur les caractères d'acidité du suc gastrique une classification de la dyspepsie.

Qu'on espère dans cette méthode d'examen : mais il faut du temps et du travail avant de pouvoir fonder sur elle le diagnostic assuré des maladies de l'estomac.

La médication de Vichy convient parfaitement aux dyspeptiques. Peu de jours après leur arrivée l'appétit se relève, s'il était affaibli, les digestions deviennent moins pénibles, les gaz, les éructations, les régurgitations (observ. 28) disparaissent ; le sommeil devient plus calme, les forces augmentent. Sous l'influence de ces modifications, le moral des malades se modifie et ils deviennent plus gais.

Il y a même un danger à cette amélioration rapide : c'est que les malades croient trop facilement à leur guérison. Cette croyance peut nuire, en les disposant soit à se relâcher de leur régime, soit à abréger la durée de leur cure.

(1) LIMONIN. *Etude sur la nature et la proportion des acides du liquide gastrique dans quelques états pathologiques de l'estomac.* Thèse de Lyon, 1886.

(2) G. SÉE. *Loc. cit.*

Il est même utile de leur déclarer, après la cure normale, que leur estomac est seulement en bonne voie de guérison, que pour l'obtenir définitive et complète, il faut suivre le régime et les prescriptions médicales pendant plusieurs mois. Que toute négligence à ce point de vue leur fait perdre beaucoup et recule singulièrement la date de leur guérison absolue.

Chez les dyspeptiques, le poids du corps ne subit pas toujours une augmentation, quoiqu'ils digèrent mieux et se sentent plus forts après la cure. En effet nous trouvons une augmentation de poids chez les malades qui font l'objet des observations n°⁵ 9, 12, 27, 38, 45, 49, 48, 55. Ces augmentations de poids varient depuis 300 grammes, jusqu'à 2 kilog. 500.— D'autre part, dans les observations n°⁵ 26, 28, 29, 36, 42, 47, il y a diminution du poids. Ces diminutions varient de 100 grammes à 400 grammes, sauf dans deux cas. Dans les observations n°⁵ 33, 39, le poids reste stationnaire. Il y a donc plutôt augmentation du poids.

Deux malades ont une diminution de poids un peu sérieuse : n° 36 B, dame polysarcique qui a perdu 700 grammes ; n° 42 N, dilatation de l'estomac avec congestion assez considérable du foie, qui a perdu 1 k. 500 ; malgré cela ce malade se trouvait très bien, mangeant et digérant bien et plus fort. Ce malade mangeait énormément avant de venir à Vichy, la dilatation était considérable ; il est certain que le régime a empêché l'habituelle accumulation des aliments, mais qu'il a déterminé un léger amaigrissement. Il n'en est résulté rien de mauvais ni pour l'état local, ni pour l'état général. Si ce malade avait pu rester plus long-temps, il aurait bénéficié de l'amélioration de son estomac, même pour le poids. L'observation des malades porte à penser que l'augmentation des combustions chez les dyspeptiques et les dilatés tend à les maigrir ; plus tard ils regagnent ce qu'ils ont perdu par l'augmentation de l'appé-tit, par une élaboration meilleure des aliments, par l'assimilation et une combustion plus parfaites. Il est certain qu'au point de vue des forces, il est très important de faire de l'urée avec ses aliments, au lieu de faire des produits d'oxydation inférieure.

L'examen des tracés n°⁵ 17, 27, 29, 30, 37, 199, prouve que le cœur a bénéficié de l'amélioration des fonctions gastro-intestinales. Dans les tracés 29 et 37 l'estomac seul est en jeu ; dans le tracé 199 il est peu touché ; dans les tracés 17, 27, 30, il y a des lésions sérieuses de l'aorte ; mais ces différences de conditions ne modifient pas le résultat ; il est favorable dans tous les cas.

OBSERVATIONS SUR LA DYSPEPSIE

1. Mme D. A. 46 ans.— *Coliques néphrétiques depuis de longues années*, devenues rares depuis deux ans. Depuis quelques mois, douleurs au creux épigastrique, impossible de digérer.

A Vichy, 5 mai 1886. Faciès jaune paille, cire vieille, bouffie comme dans le
cancer. Région épigastrique très sensible, empâtements diffus à ce niveau (pas
de leucocytose).

31 mai. Après une saison d'abord très pénible, qui a demandé de ma part
beaucoup de soins, Mme D. a fini par se remettre. Au 25 mai, teint éclairci,
coloré, appétit revenu, ainsi que les forces, excellentes digestions. Le 31, état
tout à fait transformé : il reste au creux épigastrique de la rénitence. Plusieurs
mois après la cure l'amélioration n'avait fait que se prononcer.

2. Mme D., 45 ans.— Père goutteux, mort à 59 ans (goutte remontée au
cœur). Un fils atteint d'asthme de 5 à 18 ans, actuellement bien portant.

A Vichy, le 10 juin 1886. *Migraineuse.* — Dyspepsie habituelle, pas de dilatation de l'estomac.

30 juin. L'amélioration obtenue au point de vue de la migraine est insignifiante.

3. Mme V., 49 ans. — Vichy, le 20 juin. Pituite en 1881 le matin et dans la
journée. En 1884, vomissements le matin. Apparition de douleurs très vives au
creux de l'estomac, elles ne retentissent jamais dans le dos. Sensibilité au creux
épigastrique ; pas de dilatation de l'estomac. Extrêmement nerveux. Constipation habituelle.

9 juillet. Digestions bonnes, disparition des douleurs stomacales, selles assez
régulières. Forces plus grandes.

4. Mme J..., 38 ans.— Dyspepsie et myome utérin, polype sous-péritonéal.
Rétrécissement aortique.

Vichy, le 30 juillet au 22 août. S'est bien trouvée de sa cure, elle digère bien.
Le ventre est moins sensible.

5. Mme M..., 31 ans. — Dyspepsie légère, un peu nerveuse et fortement anémique.

Vichy, du 4 au 24 août. Digère très bien. Plus forte, plus pondérée.

6. Mme H..., 48 ans. Dyspepsie flatulente, nerveuse.

Vichy, du 28 août au 21 septembre. Digère bien, plus forte, dort bien.

7. Mlle B..., 30 ans. — Dyspepsie. Névropathe.

A Vichy, du 1er au 17 septembre. Amélioration, meilleures digestions, disparition de névralgie de la face, plus calme et plus forte.

8. Mlle V..., 24 ans. — Fatiguée depuis trois ans. Règles douloureuses, flueurs blanches dans l'intervalle. Anorexie. Névralgie intercostale. Palpitations au moindre travail.

A Vichy, le 14 mai 1887. Globules rouges 4.030.000. Oxyhémoglobine, 10. Activité de réduction, 0,77.

Départ, 5 juin. Globules rouges 4.340.000. Oxyhémoglobine 11. Activité de réduction 0,88.

Appétit plus développé, forces plus grandes.

9. Mme H., 23 ans — Anorexie. Digestions lentes. Nerveuse.

A Vichy, le 10 juin. Sommet droit douteux au point de vue de la bacillose. Impossibilité d'examiner les crachats, il n'y en a pas.

Poids, 50 k. 700 gr. Globules rouges 4.092.000. Hémoglobine 9,5 %. Réduction 0,80.

27 juin. Poids 51 kilos.

Mme H. fuit la piqûre au doigt ; elle est un peu plus forte qu'à son arrivée, elle a surtout un grand appétit.

10. Mme P..., 55 ans. — Très nerveuse. Dyspepsie, pyrosis.

A Vichy du 16 juin au 5 juillet. Après la cure digère mieux, a plus d'appétit, mais la moindre cause trouble encore sa digestion.

11. M. V..., 50 ans. — Après son séjour à Vichy l'an passé (observ. n° 3) excellente santé jusqu'au mois de décembre. A partir de ce moment, pyrosis habituelle. Mictions fréquentes. Quelquefois, la nuit, douleurs dans le côté gauche et l'épigastre, 4 heures et demie et 5 heures après le repas du soir.

A Vichy, le 20 juin. Parti le 10 juillet ; digestion rétablie C'est un cas très remarquable de l'efficacité de l'eau de Vichy dans certaines dyspepsies : sujet nerveux, il n'en a pas moins retiré de sa cure un bénéfice complet.

12. M. D..., 40 ans. — Digestions mauvaises depuis quinze ans. Nerveux. Quelquefois pertes séminales. Migraines fréquentes lors de digestions particulièrement pénibles.

A Vichy, du 7 juillet au 19 juillet. Obligé de partir ; il digère mieux.

13. M. l'abbé M..., 47 ans. — Après le repas, poids très lourd à l'estomac, pas de gaz, pas de pyrosis. Migraineux. S'enrhume facilement. A Vichy le 8 juillet. Le premier bruit à la base n'existe pas, le deuxième est éclatant. Foie, estomac normaux, quant à leur volume (un peu trop préoccupé de sa santé).

20 juillet. Va tout à fait bien.

3

14. M. C..., 75 ans. — Hémorrhoïdaire. Crampes d'estomac, digestions lentes depuis un an. Souvent douleurs dans les intestins.

A Vichy, le 7 août. Foie un peu plus gros, déborde les fausses côtes d'un grand travers de doigt.

Anémie, souffle d'anémie, systolique à tous les orifices du cœur et dans les vaisseaux du cou.

27 août. Va très bien de l'estomac et de l'intestin. Les jambes ont pris de la force. Viendra l'année prochaine avec sa famille. Pression, 23 centim. cubes de mercure.

15. Mlle P..., 52 ans. — Nerveuse, digère très lentement; pyrosis fréquent, les jambes enflent le soir au-dessus des bottines qui deviennent trop étroites.

A Vichy, le 18 juillet. *Souffle systolique a la base, renforcé dans l'aorte.*

21 juillet. Est plus vaillante que d'habitude.

Pression le 8 : 18 cc.

     —   21 : 20 cc.

16. Mme S..., 54 ans. — Digère difficilement depuis plusieurs années.

Venue à Vichy depuis 5 ans, elle buvait six verres par jour et s'en trouvait bien. Crises épileptiformes depuis six ans.

A Vichy, le 2 juillet. Ne me demande que le 10 juillet. Souffle systolique de la base, cœur gauche plus volumineux.

15 juillet. A eu deux crises épileptiformes depuis que je l'ai vue : je conseille inutilement de boire peu d'eau minérale, car elle me répond que les autres années elle en prenait beaucoup et se portait bien.

Partie le 20 juillet.

17. Mme R..., 60 ans. — Respiration courte, expectoration abondante, digestions lentes, parfois douloureuses.

A Vichy, le 19 juillet. Dépôt goutteux dans les deux orteils. Varices aux jambes.

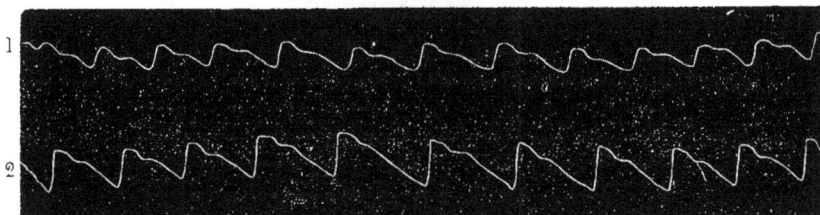

Tracés du poul : 1 avant la cure ; 2 Après la cure.

Dilatation de portion ascendante de l'aorte. Soulèvement du doigt au-dessus du sternum, intermittences cardiaques sans souffle, râles sous-crépitants, fins au deux bases.

20 août. Digère beaucoup mieux ; appétit plus grand. Se sent beaucoup plus forte qu'avant la cure. Intermittences cardiaques fort rares.

DILATATION DE L'ESTOMAC

20 M. J. L..., 55 ans. — Deux coliques néphrétiques en 1884, à deux mois d'intervalles.

Névropathe, œsophagisme, dyspepsie habituelle.

Vichy, 17 juin. Dilatation de l'estomac.

8 juillet. Bon appétit, bonnes digestions, sommeil revenu. *Forces augmentées.* La sensation de constriction de l'œsophage au moment de la déglutition a disparu.

21. M. A..., 35 ans. — Père graveleux.

Mère migraineuse.

M. A...digère mal depuis six ans. Pyrosis, douleur au creux épigastrique. Parfois vomissement, quelques vertiges, alternatives de diarrhée et de constipation. Ictère en 1872.

Vichy, 10 juillet. *L'estomac très dilaté.*

29 juillet. Estomac ne distend plus l'épigastre, on ne trouve plus de clapotement ; au reste les digestions se font bien. Cet estomac est donc dans les meilleures conditions pour guérir.

22. M. J..., 27 ans. — Dyspepsie tenace depuis un an, teint pâle, subictérique depuis deux mois. Grande faiblesse, douleurs rénales. Anémie, dilatation de l'estomac.

Vichy, du 4 août au 17 septembre, avec repos de huit jours. Grande amélioration, beaucoup plus fort.

23. M. B..., 22 ans. — Dilatation de l'estomac très prononcée, contre laquelle les purgations, les vomitifs, ont été essayés et inutilement. Foie déborde de un centimètre et demi.

Vichy, du 21 août au 17 septembre, grande amélioration, mais il survient encore parfois de la pesanteur à l'estomac et des renvois gazeux.

24. M. A..., 44 ans. — Dilatation de l'estomac (abus de la bière). Névropathe. Pituite depuis quinze ans.

A Vichy, du 19 août au 17 septembre 1886. Tout s'est amélioré : digestions faciles, selles régulières, sommeil bon.

25. Mlle L..., 44 ans. — Migraines excessivement violentes, qui durent toujours vingt-quatre heures au moins depuis son enfance.

Très nerveuse. Digère très mal, vomit très souvent : glaires, bile, aliments.

A Vichy, le 1er juillet. *Dilatation de l'estomac énorme.*

26 juillet. La malade va mieux. Elle a eu quatre crises de migraine très fortes pendant sa cure. Elle digère mieux ; mais cette malade indocile ne suit pas le régime imposé.

26. Mlle L. M..., 19 ans. — Toujours faible santé. Depuis dix-huit mois, plus nerveuse et digestions plus difficiles.

A Vichy, 12 juillet. Dilatation de l'estomac modérée.

31 juillet. Digère mieux, appétit plus grand, beaucoup plus forte. Acné de la face beaucoup moins marqué.

DILATATION AORTIQUE. — DILATATION DE L'ESTOMAC

27 M. D..., 56 ans. — A beaucoup travaillé. Sciatique avec période de calme depuis trois ans. Pyrosis habituel qui fait tousser, et rend encore la digestion plus longue et plus pénible. En dehors du pyrosis, digestion toujours longue.

A Vichy, le 21 juin. Estomac dilaté dépassant l'ombilic à jeun. Souffle léger systolique à la base, *renforcé* dans l'aorte. Deuxième bruit nettement claqué. Au-dessus et derrière la poignée du sternum, on sent le soulèvement systolique de l'aorte. Arrêts momentanés du cœur, assez fréquents. Battements cardiaques lents. Cœur gauche hypertrophié, pointe bat dans cinq espaces et à deux travers en dehors du mamelon.

9 juillet. Ne souffre plus de sciatiques ; digère bien, plus de pyrosis, l'estomac revient sur lui-même. Battements cardiaques mieux suivis ; moins de faux pas et d'intermittences ; forces plus grandes, a pris 2 kil. 500 gr. En février 1888, amélioration maintenue.

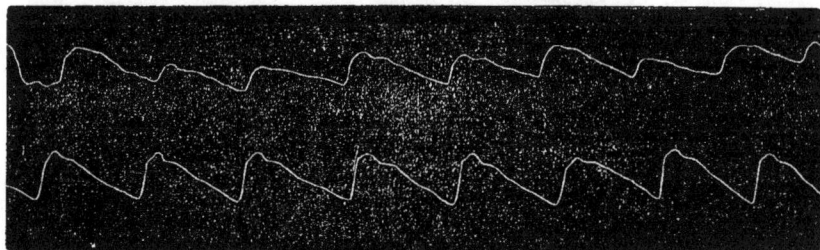

Tracés du pouls : 1. Avant la cure ; 2. Après la cure.

28. M. M..., 35 ans. — Père goutteux. Migraineux depuis quinze ans. Digère très mal.

A Vichy, le 4 juillet. Dilatation de l'estomac, la portion gauche du foie est plus volumineuse. Gorge sèche, rouge. 55 k. 250. Migraine le 6 juillet.

30 juillet. Digère mieux ; l'estomac, le matin, ne produit pas de clapotement à l'examen. Pas de régurgitations, il en avait neuf fois sur dix avant sa cure. Quant à la migraine, il est resté parfois aussi longtemps sans en avoir. 55 k. 700.

29. M. P..., 40 ans. — Dyspeptique depuis de longues années, parfois douleurs vives à l'estomac. Syphilis en 1867. Actuellement syphilides sur les bords de la langue ; langue syphilitique.

A Vichy, le 6 juillet. Estomac, le matin, donne un clapotemeut au-dessous de lombilic. 81 k. 100.

27 juillet. Langue presque guérie, excellentes digestions ; est plus fort qu'à son arrivée. 81 k.

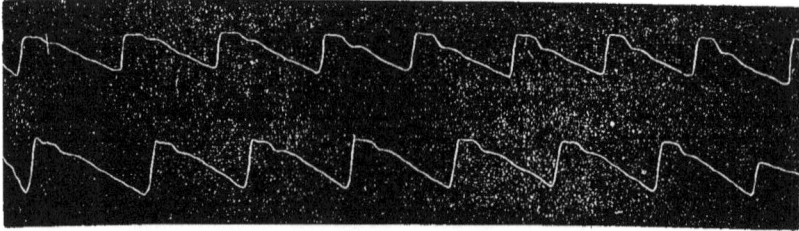

Tracés du pouls : 1. Avant la cure ; 2. Après la cure.

30. Mme S..., 58 ans. — Très impressionnable ; digère fort mal depuis long-temps. A Vichy, le 16 juillet. Dilatation de l'estomac, rétrécissement aortique, athérome aortique.

9 août. Va beaucoup mieux : digère bien, mais elle fait trop souvent des écarts de régime.

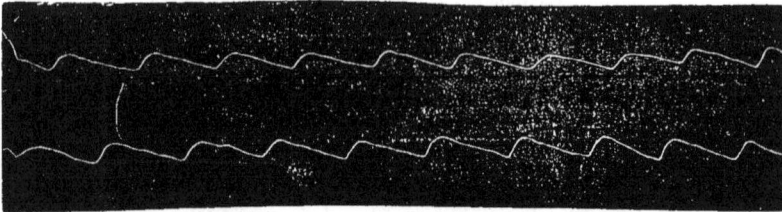

Tracés du pouls : 1. Avant la cure : 2. Après la cure.

31. Mlle S..., 24 ans. — Digère mal depuis deux ans. Flueurs blanches depuis la même époque. A Vichy, le 16 juillet. Dilatation de l'estomac.

9 août. La leucorrhée a cessé ; l'estomac fonctionne bien, on ne trouve plus de clapotement le matin, ni cinq heures après le repas (suivait bien les pres-criptions).

32. M. S..., 30 ans. — A Vichy, le 1er août. Dilatation de l'estomac (comme sa mère, comme sa sœur). Diarrhée très fréquemment, tout d'un coup. Em-physème pulmonaire aux deux sommets.

9 août. Digère mieux : évidemment la modification favorable obtenue ne sau-rait être suffisante ; séjour trop écourté.

33. Mme D..., 60 ans. — Digère mal ; langue toujours sèche, quelquefois pyrosis.

A Vichy, le 24 juillet. Dilatation de l'estomac (Luxation congénitale double des articulations coxo-fémirales. Pression 20.

12 août. Va tout à fait bien. Beaucoup plus forte ; marche longtemps ; ne transpire plus. Pression 20 1/2.

34. M. C..., 41 ans. — Dyspepsie atonique, névropathe. Toujours accablé, palpitations, angine de poitrine pendant deux secondes il y a trois semaines. A Vichy, le 24 juillet. Dilatation de l'estomac.

12 août. Se trouve beaucoup mieux ; est plus fort, ne sent plus la faiblesse qui l'arrêtait constamment.

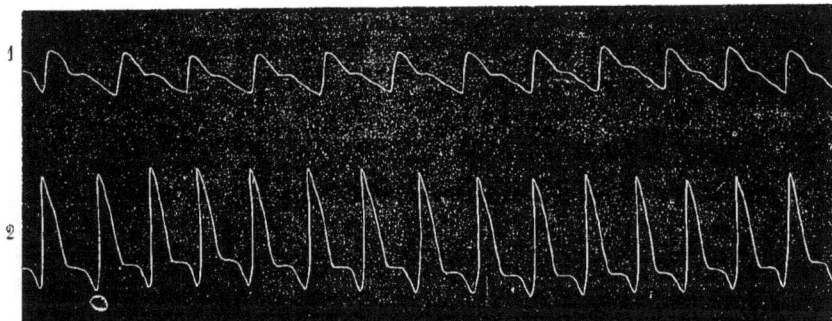

Tracés du pouls.

Le deuxième tracé a été obtenu quelques instants après l'ingestion de café auquel M. C. n'est pas habitué ; il n'est pas comparable au tracé de l'arrivée, parce qu'il n'a pas été pris dans les mêmes conditions. Je l'ai fait graver simplement pour montrer combien la contraction cardiaque peut se modifier sous l'influence des médicaments ou aliments chez les névrophates.

35. M. M..., 35 ans. — Père graveleux, goutteux ; mère graveleuse.

Emission d'un calcul vésical à 23 mois. D'un côté, ancien écoulement d'oreille et surdité presque complète. Pleurésie à vingt ans.

Dyspepsie depuis trois ans. Souvent oppression et douleur à l'estomac pendant la nuit. Facilement diarrhée. Polysarcie.

A Vichy, le 27 juillet. Dilatation de l'estomac : toute la partie supérieure du ventre est tendue, sensible. — 19 août : Ventre souple, Estomac bien revenu sur lui-même ; digestions bonnes.

36. Mme B..., 42 ans. — Nerveuse, polysarcique (180 livres il y a un an). Très dyspeptique ; toujours conjection de la face.

A Vichy, le 2 août. Dilatation de l'estomac. Foie de volume normal. Poids : 76 k. 300. 25 août. Digère mieux, souffre moins de l'estomac, Plus gaie. *Beaucoup plus forte.* Poids : 75 k.

37. M. M..., 36 ans. — Dilatation de l'estomac depuis trois ans. Toujours digestions pénibles ; amaigrissement et affaiblissement très marqués depuis un an et demi. Pyrosis, quelques vomissements ; Foie volumineux depuis un an, et redoublement des douleurs de l'estomac ; véritable gastralgie : ictère depuis huit jours.

A Vichy, le 4 août. Foie déborde les fausses côtes, remplit l'épigastre à moitié. Poids : 64 k.500, pression, 21. Urée : 36 gr.35 par jour ; dilatation de l'estomac. Souffle extra-cardiaque à la pointe.

27 septembre. Foie absolument normal : la digestion se fait rapidement sans aucun malaise : pas de souffle à la pointe. 65 k., pression : 20. Urée 26 gr. 85 par jour.

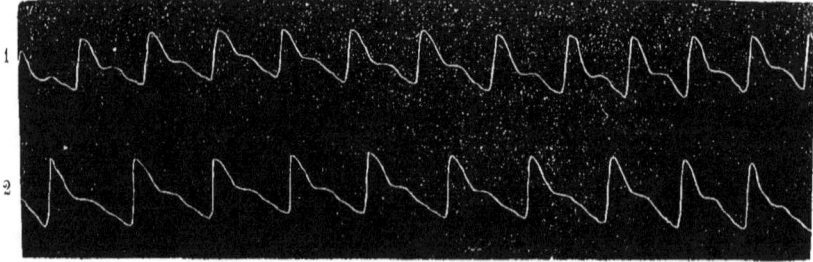

Tracés du pouls : 1. Avant la cure : 2. Après la cure.

38. Mme C., 40 ans. — Digère mal depuis quatorze mois.
A Vichy, le 4 août. Estomac très dilaté. Poids 56 k. 300 gr.
22 août. Estomac revient bien ; digestions bonnes, forces plus grandes. 58 k. 700 gr.

39. M. de C., 26 ans. — Dilatation de l'estomac depuis plusieurs années.
A Vichy, du 8 au 27 août. Amélioration très marquée de la digestion. Poids : 70 k. 200 : est resté le même après la cure.

40. Mme B..., 29 ans. — Nerveuse. Depuis quatre ans digestions très lentes, toujours du gaz.
A Vichy, le 8 août. Dilatation considérable de l'estomac.
30 août. Mange davantage, mais digère toujours péniblement ; sommeil meilleur.

41. Mme O..., 22 ans. — Nerveuse. Migraines épouvantables ; digestions très difficiles depuis trois ans.
A Vichy, le 7 août. Dilatation de l'estomac ; souffle extra-cardiaque, systolique à la base.

26 août. Digère bien, a moins de gaz, moins d'agacement, est bien plus forte.

42. M. M. L., 47 ans. — Dyspeptique depuis trois ans.

A Vichy le 9 août. Dilatation de l'estomac ; foie dépasse les fausses côtes de plus d'un travers de doigt ; Emphysème pulmonaire généralisé. Poids : 63 k. 200 gr. — 25 août : l'estomac revient bien sur lui-même ; pas de clapotements, ventre souple ; foie normal, sauf dans la région épigastrique où il est toujours un peu gros ; forces plus grandes. 61 k. 700.

43. S. I... de S..., 31 ans. — Dilatation de l'estomac ; emphysème pulmonaire et asthme.

A Vichy, du 10 au 25 août. Bonnes digestions ; se sent beaucoup plus fort.

44. Mme C..., 57 ans. — Digestions douloureuses, pyrosis, gaz, souvent vomissements depuis trois ans.

A Vichy, le 10 août. Estomac très dilaté ; nodosités de Bouchard (1).

25 août. Estomac bien revenu ; n'a pas vomi une seule fois pendant son séjour ici ; mange et digère mieux.

45 S. D..., 21 ans. — Digestions douloureuses ; poids et douleurs à l'estomac ; flueurs blanches depuis un an.

A Vichy, le 15 août. Estomac dilaté ; région épigastrique très sensible ; névralgie intercostale bilatérale (2). Poids : 44 k. 200.

27 août. Estomac revient bien ; digestions bonnes ; flueurs disparues, ainsi que la névralgie. Forces bien plus grandes. 44 k. 700.

46. M. C..., patissier, 33 ans. — A fait l'an passé une cure à Vichy, pour remédier au mauvais état de son estomac. Actuellement l'appétit est plus grand, mais les digestions sont pénibles, douloureuses ; pyrosis, gonflement, abattement, jambes coupées, fatigue aux reins.

A Vichy, le 18 août. Foie déborde les fausses côtes de un travers de doigt vers l'épigastre seulement ; très pâle, estomac dilaté, épigastre sensible.

27 septembre. Obligé de partir. Les maux de reins ont disparu ; digestions meilleures.

18 août. Poids 65 k. 900 gr. Urée des vingt-quatre heures avec 1500 gr. d'urine : 8 gr. 683. Pression, 15 1|2.

31 août. Poids : 66 k. 200 gr. Urée des vingt-quatre heures avec 1400 gr. d'urine : 21 gr. 474 Pression, 19.

47. M. C .., 34 ans. — Digère mal depuis un an seulement ; renvois acides quatre heures après le repas.

A Vichy, le 20 août. Dilatation de l'estomac. Pression, 17. 29 août. Poids: 66 k.

14 septembre. Va très bien ; digère bien. Pression, 18. Est plus fort. 65 k. 100 gr.

(1) LE GENDRE. *Dilatation de l'estomac et fièvre typhoïde. Valeur séméiologique des nodosités de Bouchard,* 1887.

(2) CHANTEMESSE et LE NOIR. *Névralgies bilatérales dans la dilatation de l'estomac,* 1885.

18. Senor I..., 21 ans. — Depuis un an, digestions lentes ; appétit diminué ; forces très amoindries ; fatigue cérébrale ; *lenteur des idées* ; hypochondrie.

29 août. Dilatation de l'estomac ; foie déborde un peu les fausses côtes. 57 k. 600 gr.

10 septembre. Tête parfaitement libre, idées plus gaies : cinq heures après la fin du repas l'estomac est vide ; digestions bonnes, mais quitte Vichy trop tôt.

49. M. C... de la M..., 60 ans. — Depuis un an, grandes difficultés pour digérer ; vomissements fréquents, ballonnement énorme après le repas : il lui semble qu'il va se crever ; douleurs très vives dans l'intestin et l'estomac : peut-être empoisonnement : au début, subitement, crises douloureuses dans l'intestin et l'estomac ; vomissements, diarrhée.

A Vichy, le 31 août. Estomac énormément dilaté : trois heures après le moindre repas, la partie supérieure du ventre se dilate. Le malade est pâle, défait, ne peut se soutenir.

28 septembre. Dix lavages de l'estomac. Va fort bien : se promène une partie de la journée : mange et digère assez bien.

50. M. D..., 23 ans. — Obèse, digestions très lentes.

A Vichy, 23 août. Estomac dilaté. 15 septembre. Va très bien.

51. M. L..., 47 ans — Maux de tête assez fréquents au moindre excès de boisson : digestions souvent pénibles.

A Vichy, le 2 septembre. Dilatation de l'estomac.

27 septembre. Parti bien portant : appétit et digestions parfaits ; cinq lavages.

52. Mme L., 40 ans. Dilatation de l'estomac et entérite pseudo-membraneuse. — Est atteinte de dilatation de l'estomac depuis huit ans. Alternatives de diarrhée et de constipation qui la fatiguent beaucoup. Elle rend très souvent de longs rubans muqueux ; entérite pseudo-membraneuse, poussées de petits furoncles très fréquents un peu partout. Son médecin lui a parfaitement dit que cela tenait au mauvais état de ses voies digestives.

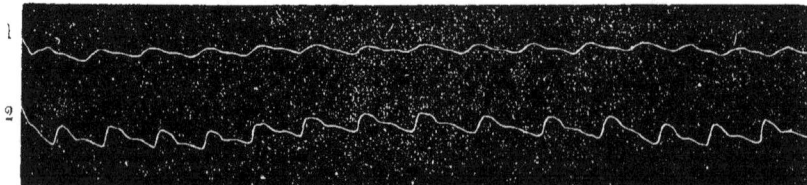

Tracés du pouls : 1. Avant la cure. 2. Après la cure.

A Vichy, du 24 août au 11 septembre. La cure a été difficile, marquée par des périodes d'amélioration et de rechute ; le lavage de l'estomac n'a pu être pratiqué. L'eau sulfo-carbonée n'a pu être supportée ; elle tentera le naphtol, pour faire de l'antisepsie intestinale contre ses poussées de furoncles.

DYSPEPSIE ET POLYPE SOUS-PÉRITONÉAL.

53. Mme J..., 42 ans. — Corps fibreux de l'utérus intra péritonéal (polype sous-péritonéal). Rétrécissement aortique. Dyspepsie habituelle.

A la suite de sa cure de l'an passé, Mme J... a été très bien jusqu'au mois de janvier 1887. Depuis, difficultés de temps en temps pour digérer et surtout douleurs dans le ventre.

A Vichy, du 9 au 28 août. Digère mieux ; pas de douleurs dans le ventre.

54. Mme G..., 38 ans. — Digère très mal ; ne vomit pas, mais a toujours envie de vomir ; tête habituellement embarrassée.

A Vichy, le 23 août. Langue blanche, pas de dilatation de l'estomac.

Polype fibreux sous-péritonéal gros comme une orange.

10 septembre. Est infiniment plus forte que lorsqu'elle est venue : pas de douleurs dans le ventre, ni à l'estomac ; digestions bonnes.

DYSPEPSIE ET DYSTROPHIE

55 M. P... M..., 12 ans. — Père goutteux.

Elevé au sein ; dès le jeune âge démangeaison cutanée sans altération apparente de la peau ; de tout temps mal à l'estomac après le repas, gonflement et appétit capricieux ; Vomissements alimentaires fréquents sans mal de tête

A Vichy, le 1er août. L'examen ne révèle rien. Poids : 31 k.

29 août. Pendant le séjour à Vichy, pas de vomissement, bonnes digestions, appétit plus grand. Il en résulte que les forces sont augmentées. 32 k. 400 gr.

TUBERCULOSE PULMONAIRE ET DYSPEPSIE.

Rien n'est fréquent comme la dyspepsie dans la tuberculose pulmonaire. Tantôt la dyspepsie précède la tuberculose et favorise son éclosion en débilitant le terrain et le rendant plus apte à la germination de la bacille de Koch ; tantôt elle accompagne l'évolution bacillaire dans les poumons. Dans les trois cas que j'ai observés, il y a eu amélioration. (Observ. 56, 57 et 58).

Mais en dehors de mon appréciation personnelle, partagée par les malades, je n'ai de preuve que pour le sujet du n° 56, c'est le seul cas que j'aie pu étudier autrement que par la clinique seule. Heureusement le fait est des plus nets et démontre que l'eau de Vichy, administrée opportunément, permet de reconstituer l'organisme. Il s'agit d'une dame, excessivement amaigrie, très pâle, évidemment tuberculeuse au 1er degré, ayant eu deux hémoptysies depuis un an, atteinte en même temps d'une dyspepsie à forme gastralgique qui rendait toute alimentation impossible. Son médecin, un homme très instruit, qui connait bien Vichy, me l'adresse pour cette dernière raison. J'ai débuté par l'administration de la source de l'*Hôpital* par quart de verre ; j'indiquais un régime sévère, supprimant tout ce qui pouvait surcharger l'estomac inutilement. Après quelques jours, la source Lardy (ferrugineuse et quatre fois plus chargée en arsenic que les eaux du Mont-Dore) put être supportée. Peu à peu les forces se relèvent, la toux se supprime, la malade peut sortir, elle revient à la vie. Cette malade gagne deux kilos pendant son séjour, c'est à dire qu'elle augmente d'un 23e de sa masse totale.

Les règles viennent pendant la cure ; ordinairement, elles se produisent avec des douleurs et obligent à garder le lit. Cette fois elles se passent sans douleur, sans forcer à garder le repos une heure de plus que d'habitude.

Evidemment il ne s'agit pas, dans ce cas, d'ulcération tuberculeuse de l'estomac (1), mais de troubles dyspeptiques simples. — Tout médecin impartial sera bien obligé d'en conclure que l'eau de Vichy a été très utile en faisant disparaître un phénomène très fâcheux. Chacun sait en effet, que l'important dans la tuberculose c'est de conserver des voies digestives en bon état. Malgré les progrès de l'antisepsie, il est certain que, dans cette affection, le meilleur moyen de la combattre est encore de fortifier l'organisme. Pour cette maladie comme pour la plupart des maladies infectieuses, il y a lutte constante entre les cellules de la vie et les organismes inférieurs, qui tendent à envahir, empoisonner et à détruire. Or, il semble que la force de résistance du corps humain peut être égale à celle du bacille de Koch. Sans médication aucune, rien que par le grand air, l'alimentation abondante de nombreux poitrinaires, des tuberculeux, guérissent. Plus nous avançons dans la connaissance des microbes, plus nous voyons combien l'influence de la quantité inoculée est importante, combien le terrain a d'influence sur leur développement.

Cette dame a été mise ainsi par l'eau de Vichy, en état de possibilité de guérison de sa tuberculose ; je crois qu'il ne faut faire intervenir, pour expliquer cette amélioration, que l'action sur les voies gastro-intestinales et l'activité de nutrition de l'eau de Vichy.

(1) MARFAN. *Th. de Paris*, 1886.

Cependant, on a pu voir par ce fait que l'emploi d'une eau fortement ferrugineuse et notablement arsénicale en même temps qu'alcaline, n'a pas été négligé. Il est certain que les sources Lardy et Mesdames, rendent de grands services chez les chlorotiques, les anémiques, les diabétiques affaiblis ; l'important est de les faire supporter par l'estomac.

Nombre de fois, chez les malades affaiblis, débilités, la source de l'*Hôpital*, de la *Grande Grille*, indiquée par la maladie de l'estomac ou du foie, indiquée par la connaissance approfondie du malade, n'ont pu être supportées au début, tandis qu'elles ont fait merveille à la fin de la cure. Il est certain que la richesse de Vichy en sources, peu différentes, au point de vue chimique, mais très variables comme température, comme facilité de digestion, comme activité, multiplie singulièment la puissance thérapeutique de ses eaux. Si difficile que soit l'esmac, il finit toujours par accepter l'eau d'une de ces sources ; peu à peu il se fortifie et digère très bien l'eau de la source plus particulièrement indiquée par la maladie.

Les micro-organismes contenues dans les différentes sources de Vichy expliquent que malgré une composition chimique très voisine, les différentes sources jouissent d'une individualité thérapeutique. Ils nous expliquent pourquoi certaine source est plus facilement tolérée par tel estomac que l'eau d'une autre source. Ce n'est que l'explication de ce que la clinique avait déjà observé ; mais cela n'en n'est pas moins important.

Leur connaissance permettra de se rendre un compte plus exact de l'action de chaque source, et d'en mieux préciser les indications.

---

56. Mme E., 29 ans. — Nerveuse depuis quatre ans.— Douleurs très vives au creux de l'estomac depuis un an : pesanteur continuelle après le repas ; une heure, quelquefois quatre heures après, douleur vive à l'estomac. Cette douleur gagne très rarement une partie du ventre ou les reins.

Tousse depuis un an : a vomis du sang il y a un an. Hémoptysie il y a six mois plus abondante. Le bas des jambes enfle, même après une marche légère.

A Vichy le 8 juillet : inspiration saccadée au sommet droit en avant. Vibrations locales mieux transmises. — Sensibilité extrême au palper de la région épigastrique. Amaigrissement extrême.

12 juillet. Poids : 46 kil. 300. Va mieux. — 20 juillet. Poids : 47 kil. 350.

28 juillet. Poids : 48 kil. 300 (mêmes vêtements qu'à l'arrivée). Infiniment plus forte ; n'a pas été obligée de se coucher pendant ses règles qui viennent de se produire.

57. Senor don B..., 40 ans. — Digère mal depuis six ans. Tousse depuis un an. Il vomit quelquefois ses aliments à force de tousser. *Il m'est envoyé en raison du mauvais état de son estomac et de son foie ; il ne peut s'alimenter*.

A Vichy le 19 août. Foie déborde les fausses côtes de un travers de doigt.

Estomac très dilaté : le matin, à jeun de la veille, il se produit un grand clapotement. Respiration bronchique au sommet droit. Râles de bronchite des deux côtés. Expectoration abondante. Bacille dans les crachats.

13 septembre. Va beaucoup mieux : est beaucoup plus fort. L'estomac fonctionne bien. L'état pulmonaire est légèrement amélioré.

58. Mlle M. M..., 24 ans. — Digère mal depuis trois ans.

A Vichy le 16 juillet : expiration prolongée sous la clavicule gauche. Région épigastrique particulièrement sensible.

1er août. Mange mieux et digère bien. Se sent plus forte. Respiration pulmonaire semble se faire mieux.

ENTÉRITE

L'observation 59, O. est un cas de diarrhée du matin chez une rhumatisante, polysarcique. — Ces faits sont peu communs mais très rebelles à la thérapeutique ordinaire.

59. Mme O. 25 ans.— Polysarcique. Diarrhée aqueuse tous les matins. Chairs molles, lymphatiques.

A Vichy du 3 juillet au 27. Elle perd cinq livres pendant son séjour : elle en est toute heureuse. Disparition de la diarrhée du matin.

LITHIASE BILIAIRE. — COLIQUES HÉPATIQUES

La lithiase biliaire est certainement la maladie qui est traitée le plus heureusement par l'usage de l'eau de Vichy.

Les résultats ne consistent pas seulement à modifier les crises, à les atténuer, à les espacer et à les faire disparaître ; mais encore à transformer l'organisme tout entier. Rien n'est fréquent comme de voir arriver ici des malades avec un teint subictérique, (n° 65, 92, 128) émaciés, sans force, ne pouvant ni s'alimenter, ni dormir, épuisés, par des crises de colique hépatique, par le défaut de fonctionnement du foie congestionné ; recouvrer l'appétit après quelques jours de traitement, digérer, perdre peu à peu leur teint jaune, prendre des forces et revenir entièrement à la santé.

Il est certain que dans les cas d'ictère tous les phénomènes qui sont la conséquence de la diffusion de la bile dans l'économie (prurit, insomnie, diarrhée, ballonnement) ne tardent pas à disparaître. A côté de ces malades, il en est un grand nombre d'autres qui présentent toutes les apparences de la santé et qui ne viennent que pour prévenir le retour des coliques hépatiques. L'expérience a établi que le meilleur moyen pour guérir les coliques hépatiques c'est d'augmenter les oxydations des aliments, de les faire brûler le plus complètement possible, pour éviter la formation des calculs par la précipitation de la cholestérine en excès dans les voies biliaires. De tous les moyens, le plus actif est l'eau de Vichy.

Beaucoup de médecins croient que l'eau de Vichy ne doit pas être administrée immédiatement après la colique hépathique et qu'il faut attendre avant de faire faire une cure.

Il n'y a pas d'inconvénient à agir ainsi s'il s'agit d'un malade qui a des crises éloignées.

Dans le cas où il y a, pour ainsi dire, état de colique hépathique avec moments d'acuités plus marqués, où le foie, la vésicule biliaire deviennent énormes, l'ictère intense, où il s'établit de la diarrhée, de l'inappétence, où les forces s'en vont faute d'alimentation, de sommeil, il ne faut pas hésiter à envoyer le malade à Vichy ; c'est la seule pratique capable de le tirer rapidement d'affaire.

On a écrit que l'eau de Vichy provoquait la crise de colique hépatique. Les circonstances dans lesquelles les coliques hépathiques produites dans les observations ci-jointes sont si diverses, qu'on ne peut conclure.

61. Mme F..., 27 ans. — Mère obèse, migraineuse, 77 ans.
Père mort d'une affection cardiaque à 66 ans.

Migraine dès six ans, pyrosis tout enfant, eczéma à vingt ans. Colique hépathique, (douleurs très vives, ictère pendant un mois) à vingt-quatre ans. Depuis douleurs sourdes dans le dos, le côté droit, durant de deux à trois minutes à plusieurs heures. Disparition de ces douleurs d'une manière absolue, parfois pendant trois semaines. Digestion capricieuse.

Extrêmement irritable, nerveuse.

A Vichy le 20 mai. — Le 3 juin, dans la matinée, pluie, impossible de se promener : après premier demi-verre d'eau de la *Grande Grille*, éblouissement, après deuxième, vue trouble, tout tourne, une amie l'a reconduite chez elle, elle tenait toute la rue.

13 juin. — La malade est fort contente de sa cure : digère bien, plus d'envie de dormir après le repas, peut marcher, les douleurs dans côté droit sont rares et fort courtes. Le teint s'est éclairci, il est plus vif.

62. M. F.. , 65 ans. — Morphiomane depuis huit ans ; à la suite de *crises douloureuses de l'estomac*, il prit jusqu'à 80 gouttes de laudanum par jour. Il y a trois ans on diagnostiqua des *coliques hépatiques*.

Vichy, 10 juin. — Foie gros, sensible, particulièrement dans région de vésicule, teint subictérique.

Alimentation difficile, vomissement et douleurs épigastriques fréquentes.

9 juillet : foie revenu à dimensions normales. Fonctions digestives bonnes, forces revenues.

63. M. P .., 41 ans. — Père : coliques néphrétiques, guéri à la suite d'une seule saison à Vichy, a 70 ans, se porte bien.

Mère, eczémateuse, migraineuse.

Dans l'enfance, *faux croup*, terreurs nocturnes, jusqu'à 18 ans, grande sensibilité de l'intestin, le moindre froid déterminait diarrhée.

Migraine en 1880, presque tous les huit jours et durait deux jours. En 1884, quelques légères coliques hépatiques. Depuis le 15 octobre 1885, crises fréquentes très douloureuses, courtes, quatre heures au plus.

Vichy, le 10 juin. Le foie est gros, constipation habituelle.

29 juin. Foie revenu à dimensions normales. — Tous les jours une selle, bonne digestion.

64. Mme B..., 37 ans. — Mère goutteuse.

De 1871 à 1881. — Traitée pour dyspeptique en raison des douleurs de l'estomac : en 1886, coliques hépatiques *avec ictère*.

Vichy le 23 juin. — Quitte le 13 juillet sans incident.

65. L..., 26 ans. — Mère obèse, — très migraineuse. — Père lithiase biliaire.

En 1880, colique hépathique, qui ont augmenté de fréquence et de durée.

Vichy, 3 juillet. · Foie un peu gros, douleur vive lorsqu'on presse sur le fond de la vésicule biliaire, souffle extra-cardiaque à la base.

20 juillet. — Parti très content, teint clair, appétit bon, cessation de douleurs, forces plus grandes.

Ce malade n'est pas revenu en 1887 et au mois de mars 1888 il n'a pas eu de nouvelles coliques hépatiques.

66. Mme B..., 50 ans. — Coliques hépatiques depuis un an. Polysarcie depuis vingt ans.

Vichy, le 13 juillet. — Foie difficile à examiner en raison de la graisse.

L'eau détermine une diarrhée aqueuse à la dose de trois demi-verres matin et soir; il faut diminuer.

29 juillet. — Partie dans un état satisfaisant.

67. M. K..., 70 ans. — Angiocholite consécutive à lithiase biliaire. Impossibilité d'ingérer autre chose que du lait, depuis trois semaines, sans souffrir horriblement et avoir une augmentation d'ictère, selles décolorées depuis longtemps.

Vichy, 13 juillet. — Foie de volume normal. Extrême sensibilité à la pression de l'épigastre avec maximum au niveau de l'union de la neuvième côte droite avec son cartilage. Teint ictérique.

1er août. — Mange comme tout le monde et digère bien, selles colorées et bien formées.

Disparition de toute sensibilité au niveau de l'épigastre et du foie.

Le malade part malgré moi, estimant qu'il est guéri.

68. Mme H..., 54 ans. — Gastralgie il y a deux ans. Cette année deux crises plus longues, plus fortes, dites « coliques hépatiques » jamais d'ictère.

Vichy, 18 juillet. — Foie de volume normal.

7 août, — Quitte Vichy plus forte et sans incident.

69. M. G..., 46 ans. — Diarrhée depuis un an ; avant, santé habituellement bonne.

Ictère depuis quatre semaines, urticaire, puis démangeaison, sans urticaire.

Matières décolorées, l'appétit est nul, forces perdues avec une grande rapidité. Quelques douleurs légères dans région hépatique.

Vichy, le 25 juillet. — Homme épuisé, ne mange, ni ne dort, à cause du prurit ; le diagnostic de lithiase est douteux.

Le 29 juillet. — Démangeaison moindre, appétit réveillé, forces plus grandes.

7 août. — Ictère persiste quoiqu'atténué ; il y a beaucoup à faire pour revenir à l'état normal ; c'est toujours un cachectique, et en raison de sa pauvreté, il ne peut prolonger son séjour ici.

70. Mme E..., 46 ans. — Coliques hépatiques depuis un an. Mère migraineuse L'est elle-même.

Vichy, du 10 août au 17 octobre. — Saison passée sans incident, pas de migraines au moment des règles.

71. Mme A..., 37 ans. — Coliques hépatiques depuis six ans, très impressionnable.

Vichy, 16 août. Foie gros, déborde de deux travers de doigt.

2 septembre. Modifications favorables pour tout ; digestion, foie et nerfs.

72. Mlle de B..., 30 ans.— Coliques hépathiques datant de cinq ans ; actuellement les a tous les mois.

Vichy, le 12 août. Foie déborde de un travers de doigt.

8 octobre. A fait deux saisons, avec repos dans l'intervalle. Va bien tout à fait, pas de douleurs hépatiques pendant tout son séjour. Très forte.

73. M. M..., 50 ans. — Dyspepsie depuis cinq ans, coliques depuis deux ans et presque chaque mois.

Vichy, du 18 août au 5 septembre : digestions excellentes.

Huit jours après retour de Vichy, colique hépatique de six minutes ; pendant le reste de l'année, bonne santé.

74. M. M..., 38 ans. — Saison de Vichy, en 1884, pour coliques hépatiques ; en 1886, une seule crise.

Vichy, du 24 août au 5 septembre : Saison trop courte, diminution de sensibilité à l'épigastre ; digestions meilleures, mais cela ne peut suffire à modifier la tendance de l'organisme à faire des calculs.

75. Mme O..., 52 ans. — Père atteint de lithiase biliaire, grand'mère paternelle, *arrière-grand père*, également atteints. — Petite et mince,—santé habituellement bonne.

Trois enfants en vingt-deux mois, coliques hépatiques franches depuis deux ans.

Digestions très pénibles depuis trois mois ; depuis cette époque, tous les trois ou quatre jours, douleur vive à l'épigastre vers une heure du matin.

A Vichy, le 11 mai. — Légère augmentation de volume du lobe gauche du foie. Pas de coliques pendant la cure, les fonctions digestives se relèvent rapidement et ne tardent pas à se faire parfaitement. Mme O..., quitte Vichy le 3 juin.

11 mai : poids, 43 kilos. Urée des vingt-quatre heures : 11 gr. 44. Sous l'influence de la cure, terminée le 2 juin, les globules rouges augmentent de 3.760.000 à 5.115.000 par millimètre cube L'hémoglobine de 1 0|0 (12 et 13).

Le pouls est plus large ; le tracé plus ample.

La pression est la même : 15.

Poids : 44 kil. 350. Urée des vingt-quatre heures : 16 gr. 05.

76. Mme V..., 56 ans. — Coliques hépatiques depuis quinze mois ; vomissements, douleurs, ictère, etc. Depuis quelques mois les crises se renouvellent au moins deux fois par semaine. Palpitations depuis plusieurs années.

A Vichy, le 14 mai : Ictère léger des conjonctives et de la peau. *Aspect épuisé.* Empâtement au niveau de la vésicule biliaire, formant une tumeur dépassant le reste du foie. Celui-ci dépasse les fausses côtes de un travers de doigt.

Cœur gauche hypertrophié ; *insuffisance mitrale*, très prononcée. Souffle sytolique de la pointe se prolongeant dans l'aisselle.

Intermittences du pouls et faux pas du cœur ; léger emphysème du sommet gauche du poumon.

4

Sous l'influence de la médication alcaline, peu à peu la tumeur de la vésicule biliaire se modifie, se circonscrit. L'appétit se réveille, les forces augmentent, le teint s'éclaircit, et Mme V..., peut quitter Vichy, très améliorée, le 5 juin.

14 mai : Urée en vingt-quatre heures, 15 gr. Globules rouges, 4.154.000. Réduction de l'oxyhémoglobine, 0,68, pression intra-artérielle 13. Oxyhémoglobine : 11.

4 juin : Urée en vingt-quatre heures, 22 gr. Globules rouges, 4,743.000. Réduction de l'oxyhémoglobine, 0,76, pression intra-artérielle 15. Oxyhémoglobine : 12.

Le pouls, misérable du premier jour, se relève et donne au départ un tracé net et régulier. Le souffle d'insuffisance mitrale s'entend plus fort.

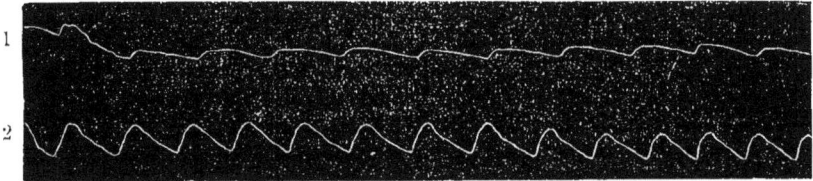

Tracés du pouls : 1. Avant la cure ; 2. Après la cure.

77. M. l'abbé G., 47 ans. — Père mort à 62 ans ; emphysémateux.

Mère morte d'un cancer à l'estomac. Une sœur qui a de la lithiase biliaire.

La première crise de colique hépatique est survenue il y a dix ans, depuis il n'en a eu que sept ou huit.

A Vichy le 21 mai : Foie de volume normal, ainsi que les autres organes, cure sans incident, parti le 10 juin ; plus fort, la pression a passé de 12 à 13 centimètres de mercure.

Maximum d'eau minérale bue par jour : 1200 grammes.

78. Mlle G..., 38 ans. — Sœur du précédent. Atteinte de coliques hépatiques depuis deux ans : soignée pendant longtemps pour des crises d'estomac.

En 1886 on fit le diagnostic sur la présence de l'ictère.

A Vichy, du 22 mai au 10 juin : la cure s'effectue sans incident, sauf que les règles ont duré plus longtemps et coulé plus abondamment que d'ordinaire. Pression, au début, 13 c. c., au départ 14 c. c.

79. Mme G..., 41 ans. — Mère goutteuse.

Huit enfants, cinq allaitements, trois saisons de Cauterets pour bronchite, il y a dix ans.

Venue à Vichy en 1886 vers le milieu d'octobre, parce qu'elle ne pouvait plus rien manger, ni digérer, et qu'elle avait depuis deux mois des coliques hépatiques presque à l'état permanent. Un traitement prudent ne tarde pas à la remettre en état, et madame G..., quitte Vichy le 15 novembre en parfait état.

Je faisais des réserves parce qu'il restait toujours une sensibilité spéciale dans la région de la vésicule biliaire.

Crise le 15 décembre ; 2° crise le 20 janvier 1887. Pendant le mois de février, trois crises d'une violence inouïe, d'où syncope pendant l'accès : l'une a duré plus ou moins complète trois quarts d'heure. Fièvre vive pendant et à la suite de chaque colique.

Amélioration ; colique le 25 mars, mais moins forte. Depuis ce moment souvent de petites coliques.

A Vichy, le 26 mai : teint à peine subictérique, embonpoint moyen.

Distension de la vésicule biliaire qui est fort sensible.

Respiration au sommet droit toujours rude ; mais elle se fait mieux que l'an passé.

La cure se fait sans incident, sauf quelques malaises dans le côté droit qui ne tardent pas à céder.

Quitte Vichy le 20 juin

26 mai. Poids : 69 kil. 809. Globules rouges, 3.286.000. Hémoglobine 10 %. Activité de réduction 0,85. Pression 12.

19 juin. Poids : 71 kilog. 500. Globules rouges 3.689.000. Hémoglobine 11 0/0. Activité de réduction, 0,90. Pression 13. Pouls plus développé.

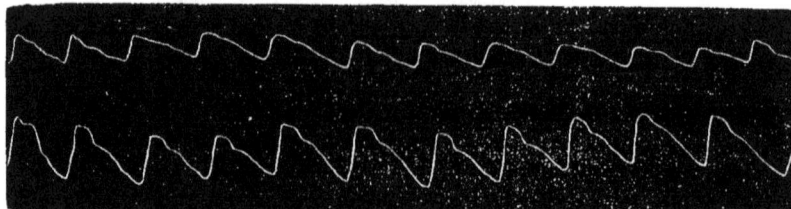

Tracés du pouls : 1. Avant la cure, 2. Après la cure.

80. M. H..., 82 ans. — Un frère atteint de lithiase biliaire.

Hémoptysie à 23 ans pendant quinze jours. La santé se rétablit peu à peu.

Quatre mois avant de venir à Vichy, douleurs légères à l'estomac et digestions difficiles. Un mois après, crise franche de colique hépatique. Depuis il persiste une sensation de malaise au creux de l'épigastre, et des digestions pénibles.

A Vichy le 7 juin : Foie déborde les fausses côtes d'un travers de doigt.

Sommet droit du poumon, transmet mieux les vibrations locales et la voix chuchotée, en avant en arrière.

Anémie. Souffle anémique à la base avec renforcement dans les vaisseaux du cou. Cure normale.

Départ le 28 juin. — Foie légèrement diminué. Sommet droit, respire plus largement.

Digestions meilleures, mais pas encore parfaites.

7 juin. Poids : 70 kil. 500. Globules rouges, 3.720.000. Hémoglobine 10 %. Pression 15, avec pouls 72.

27 juin. Poids : 70 kil. Globules rouges, 3.997.000. Hémoglobline 11 %. Pression 15, avec pouls 80.

81. Mme F...., 35 ans. — Mère emphysémateuse. Prend très facilement la jaunisse.

Migraineuse dès son enfance. Depuis huit ans, douleurs dans le ventre survenant subitement : il y a six semaines, le médecin les a qualifiées de « coliques hépatiques ». La dernière crise a été la plus forte, douleur au creux de l'épigastre aux deux hypochondres, sans retentissement dans l'épaule, vomissement continuel, jamais d'ictère.

A Vichy, le 7 juin : femme de taille moyenne, très impressionnable, très frappée, un peu surchargée de graisse.

La cure se fait dans des conditions d'abord mauvaises, peu à peu l'appétit renaît, les digestions se font mieux ; la malade quitte Vichy le 3 juillet, dans un état satisfaisant au point de vue moral et physique.

82. Mme B., 64 ans. — Atteinte de lithiase biliaire depuis trois ans ; elle a fait deux cures à Vichy. L'an passé elle n'a jamais dépassé deux quarts de verre, le matin et l'après-midi (elle voyait un de mes confrères).

Elle vient me trouver le 15 juin.

Embarras de l'estomac ; digestions toujours pénibles, lentes, souvent de petites crises pendant un quart d'heure ou plus. Tous les organes sains, sauf un état d'empâtement au niveau de la vésicule biliaire avec grande sensibilité.

Peu à peu la dose d'eau minérale est augmentée et atteint quatre verres : l'empâtement se limite, devient moins épais, moins résistant, l'estomac fonctionne bien. Les forces se développent beaucoup. Mme B. quitte Vichy, le 9 juillet, enchantée de sa cure.

83. Mme B., 55 ans. — En 1872, Kœberlé, diagnostique un kyste de l'ovaire. En 1880, perte d'une grande quantité de sang ; la tumeur disparut.

Colique hépatique il y a seize ans, cure à Vals ; rien pendant quatre ans. Depuis crises rares, peu fortes ; dernièrement elles ont augmenté de violence, de durée.

La dernière date de deux mois ; depuis digestions douloureuses, appétit nul, insomnie.

A Vichy, le 15 juin : femme anémiée, surchargée de graisse, très nerveuse, constamment en sueur, faible.

La cure demande beaucoup de précautions, en raison de l'excitabilité du système nerveux, d'une grande tendance aux vomissements ; l'amélioration finit par se produire et Mme B. quitte Vichy le 7 juillet, dans de bonnes conditions ; appétit, digestions presque parfaites, et sommeil normal. Eau, maximum ingéré : 960 grammes.

84. M. K., 72 ans. — A la suite de la cure de l'an passé, M. K. s'est bien porté jusqu'au mois de novembre 1886 ; à cette époque, colique hépatique, enclavement d'un calcul pendant deux mois ; matières décolorées et ictère intense. Prurit continuel. Depuis janvier 1887, rien.

A Vichy, du 15 juin au 29 juin. Au début grande sensibilité et tuméfaction au niveau de la vésicule biliaire : le 28 juin, tout cela avait disparu entièrement.

15 juin. Poids : 83 kil. 300 ; urée, 31 gr. 17 par jour. Eau, maximum ingéré : 800 grammes.

85. Mme P..., 53 ans. — Taille moyenne, polysarcique. Belle santé ordinaire ; abcès froid et fistule consécutive dans la fosse iliaque externe datant de cinq ans. Coliques hépatiques depuis quatre ans. Depuis le mois de novembre a constamment des douleurs dans le côté droit qui remontent dans l'épaule droite. Très nerveuse ; a eu des crises assez violentes. Insomnie fréquente.

A Vichy, le 16 juin : la fistulette ne donne qu'une goutte de pus aqueux le matin. Organes sains, même le foie. Teint pâle, anémiée, tissus moins chargés de graisse que de lymphe. La cure se fait bien ; au moment de quitter Vichy, Mme P..., est plus calme, dort bien, appétit et bonnes digestions. Forces plus grandes. Il reste encore de la sensibilité au niveau de la vésicule biliaire.

16 juin. Globules rouges 3.751.000. Hémoglobine 7 %, activité de réduction 0,70. Pression 20.

6 juillet. Globules rouges 4.188.000. Hémoglobine 9 %, activité de réduction 0,75. Pression 17.

86. M. M.. , 50 ans. — Père goutteux. un colosse, mort de phtisie pulmonaire. Un frère diabétique.

Sucre dans les urines, il y a trois ans. Colique hépatique en 1886 ; ictère et urine colorée par pigment biliaire. Six mois après colique néphrétique ; elle s'est répétée trois fois depuis.

A Vichy, le 17 juin : bien constitué ; *pas de sucre dans les urines*.

Le 5 juillet quitte Vichy, en parfait état. Ecrit au mois de décembre 1887, pas de crises depuis la cure.

87. Mme D..., 46 ans. — Cinq enfants.

Crise très forte en 1884, attribuée à l'estomac, vers la fin de 1885, nouvelle crise pendant quelques heures ; à la suite, teint jaunâtre ainsi que le blanc des yeux.

Au mois de février 1887, nouvelles crises ; le teint devient jaune vieil or, démangeaisons terribles, insomnies, appétit perdu, digestions impossibles. Affaissement très marqué.

A Vichy, le 17 juin : très pâle, très faible, mais l'appétit est bon, les digestions passables. Le foie déborde les fausses cotes de deux travers de doigt.

Souffle systolique aux quatre orifices du cœur et dans les vaisseaux du cou.

La cure agit fort bien, madame D. quitte Vichy avec un foie de volume normal, un sang plus riche et des combustions plus actives.

21 juin. Poids, 65 kil. 800. Globules rouges, 3.069.900. Hémoglobine, 8 %. Pression 13. Activité de réduction 0,73. Urée des vingt-quatre heures, 21 gr.

9 juillet. Poids, 68 kil. 500. Globules rouges, 4.154.000. Hémoglobine, 9,5 % .
Pression 18. Activité de réduction 0,87. Urée des vingt-quatre heures, 26 gr.

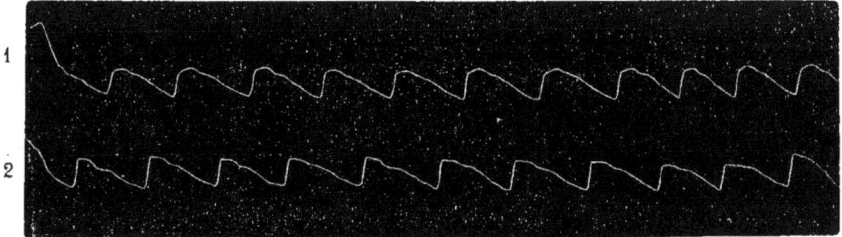

Tracés du pouls : 1. Avant la cure ; 2. Après la cure.

88. Mme G..., 36 ans. — Père goutteux, mère migraineuse, légèrement
obèse.

Toujours très impressionnable. Depuis quatre ans a des coliques hépatiques
(vomissements de bile, douleur dans l'épaule droite, jamais d'ictère). Souvent
névralgie de la face.

A Vichy, le 18 juin : taille moyenne, mince, teint pâle, un peu anémique, a
fait deux saisons à Vichy et *chaque fois est partie épuisée*. Redoute beaucoup sa
cure. Foie de volume normal.

La cure se fait fort bien, les prescriptions sont suivies ponctuellement. Résultat : rétablissement des fonctions digestives, augmentation de poids, des forces,
et gaieté au lieu de la tristesse. Il y a encore, de temps en temps de petits élancements du côté du foie. Il n'y a plus de névralgie de la face.

89. M. F... — A la suite de la saison de l'an passé à Vichy, est resté en parfaite santé pendant onze mois. Il y a six semaines, coliques hépatiques qui ont
duré six jours ; depuis endolorissement de l'épigastre et de l'hypochondre reten-
tissant dans les reins ; réveil des douleurs pour la moindre cause ; forces perdues,
amaigrissement prononcé.

A Vichy, le 3 juin. — Foie un peu plus gros dans son lobe droit mais empâtement de toute la région épigastrique et de la vésicule biliaire ; il y a là comme
plusieurs doubles de cartons. Sensibilité excessive de cette plaque à dix centimètres à droite de la ligne médiane.

Le 19 juillet, le malade allait beaucoup mieux. Cette espèce de plaque dure due
à l'altération probable du péritoine s'était considérablement limitée et ramollie.
Le 20, colique hépatique à la suite d'ingestion de glace et de froid ; petites coliques les 22, 23 et 26 juillet.

2 août : Foie de volume normal ; mais l'empâtement reste le même que le 19
juillet. Le malade est beaucoup plus fort qu'au moment de son arrivée. Au
tracé pouls plus ample ; parti le 3 août.

90. Mme S..., 45 ans. — Grande, grasse, s'essouffle facilement. Digère mal. Hémorroïdaire. Sujette à des douleurs articulaires et à des névralgies dans les côtés. Coliques hépathiques depuis un an.

A Vichy, le 22 juin. Foie de volume normal. Frottement et submatité à la base droite en arrière. Prolongement du premier temps à la base et souffle léger dans l'aorte du à l'athérome des valvules sigmoïdes.

La cure se fait régulièrement : quitte Vichy le 14 juillet.

Tracé petit au début ; plus large, plus ample après la cure. Le cœur surmontait rapidement la pression, 18 centimètres ; à la fin, bien que la pression soit la même, il atteint le maximum de l'élévation d'un seul coup.

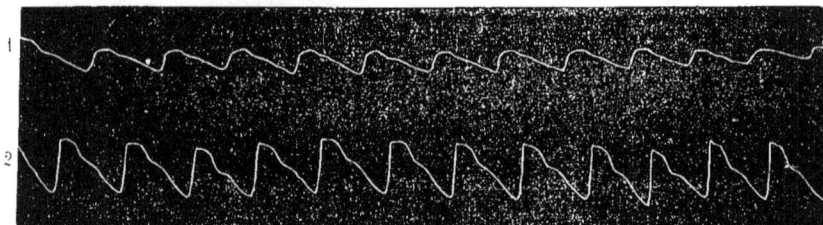

Tracés du pouls : 1. Avant la cure ; 2. Après la cure.

91. Mme R..., 50 ans. — Trois enfants. Excellente santé jusqu'à 48 ans. Grande, forte, grasse.

Première colique hépatique il y a deux ans (pas de douleur vive) à l'épigastre, vomissements bilieux. Depuis cette époque, boit tous les jours deux verres de la source de la *Grande Grille* de Vichy.

A Vichy, le 22 juin. Cœur gauche hypertrophié ; l'aorte se sent en arrière de la poignée du sternum. Souffle systolique au-dessus des valvules sigmoïdes de l'aorte.

6 juillet : colique hépatique à quatre heures du matin, calmée par une piqûre de un centigramme et demi de morphine. Le 11 juillet, colique hépatique qui dure de six heures à minuit.

Quitte Vichy en fort bon état le 24 juillet.

22 juin : pression 18. Irrégularités, inégalités de force de contraction du cœur.

24 juillet : pression 19.9. Le pouls est plus égal.

92. M. M..., 54 ans. — A 22 ans, première colique hépatique (calcul trouvé dans les selles), à 28 ans, deuxième colique.

Depuis tous les deux ans, une colique. Depuis six mois une colique tous les trois jours.

A Vichy, le 15 juin : en descendant du wagon, crise de colique hépatique très violente.

. Eruption de zona intercostal droit, trois jours avant. Impossible d'examiner le foie parce que toute sa région est très sensible. Température s'élève le 17 à 40° ; le 18, apyrexie, cessation de douleurs. Ictère intense, Urine verdâtre.

Le 23 juin : nouvelle colique qui dure quelques heures.

25 juin : examen du foie, il est très volumineux, déborde les fausses côtes dans toute son étendue de deux travers de doigt. La vésicule biliaire est distendue, elle forme une tumeur arrondie nettement détachée du foie. On ne peut y déterminer la sensation des calculs se frottant les uns les autres.

4 juillet : amélioration notable ; digestions meilleures, l'endolorissement hépatique est beaucoup moindre.

13 juillet : teint clair, chairs plus fermes ; appétit bon, digestions excellentes. Foie encore gros ; la vésicule biliaire se dessine toujours un peu.

La malade peut marcher toute la journée.

93. M. J. T..., 63 ans. — Mère emphysémateuse, sœur emphysémateuse.

En décembre 1886, une colique hépatique qui a duré deux jours.

A Vichy, le 1er juillet. Foie déborde les fausses côtes de deux travers de doigt. Athérome artériel ; atrophie musculaire des cuisses, craquements dans l'articulation du genou droit. Impossibilité de se relever quand il est accroupi, sans se servir de ses mains ; Teint bilieux. Cure faite d'après toutes les indications.

Le 24 juillet Le lobe droit du foie est normal, le lobe gauche est toujours un peu plus gros ; Cuisses plus fortes : le malade, étant accroupi, se relève sans le secours de ses mains ; il est enchanté de sa saison.

1er juillet. Poids : 70 k. 440.

24 juillet. Poids : 71 k. 400. En outre, les vêtements du 1er juillet étaient plus lourds.

94. Mme C..., 42 ans. — *Crampes d'estomac* depuis six ou sept ans, mais il y a six semaines, crampe plus forte, ictère consécutif : on a dit : « colique hépatique. »

A Vichy, le 1er juillet. *Foie très sensible, il semble plus gros ;* mais la difficulté pour le limiter est encore augmentée par la présence d'une paroi abdominale surchargée de graisse.

12 juillet. Va bien, est obligée de quitter Vichy demain : les forces sont plus grandes (Malheureusement ne peut digérer l'eau de Vichy chez elle).

95. Mme C..., 26 ans. — En état de colique hépatique depuis un an ; est restée, sans résultat, trois mois à l'hôpital à Paris.

A Vichy, le 1er juillet. Teint vert, faciès amaigri. *Foie énorme, colossal,* déborde les fausses côtes de six travers de doigt et remonte jusqu'à la quatrième côte ; est dur, lisse, un peu sensible. *Rate* normale ; ictère, prurit intense ; Urine verdâtre foncée ; pigments biliaires abondants.

20 juillet. Obligée de partir, son mari est mourant ; ceci est très malheureux pour cette malade. Son foie a diminué de deux travers de doigt au moins ; le teint est plus clair, l'appétit s'est réveillé ; les forces sont plus grandes.

1er juillet. Poids : 48 k. Urée des vingt-quatre heures, 21 gr. 153.

13   —   49 k. 400.

20   —   50 k. 300.

M'avait promis de m'envoyer un échantillon d'urines des vingt-quatre heures, n'ai rien reçu.

96. Mme P..., 35 ans. — Grand-mère calculeuse de foie.

Cinq enfants dont quatre nourris. Santé habituelle excellente.

Crampes d'estomac quelques heures après le repas il y a trois ans ; un an après, colique hépatique franche. Depuis, trois coliques : la dernière en décembre 1886 ; foie de volume un peu augmenté.

A Vichy, le 3 juillet. Souffle d'anémie dans les vaisseaux ; quelques rares intermittences.

Poids : 58 k. 250. Pression, 15.

24 juillet. Etat général parfait.

Poids : 58 k. 400. Pression, 18. Aucune intermittence du pouls.

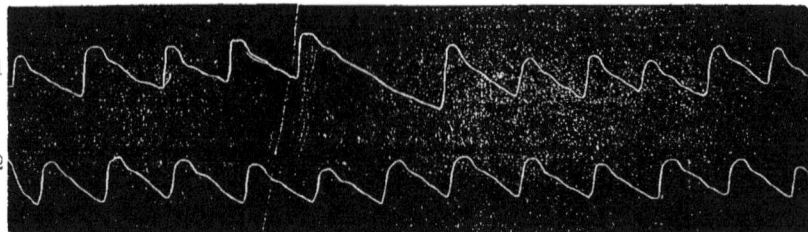

Tracés du pouls : 1. Avant la cure ; 2. Après la cure.

97. M. M..., 46 ans. — Colique hépatique en 1881. L'an passé une saison à Vichy ; est bien portant jusqu'au mois de mai. A cette époque, colique de cinq jours de durée ; depuis, digestions difficiles, sensations pénibles dans l'hypochondre droit.

A Vichy, le 4 juillet. Foie dépasse les fausses côtes de deux travers de doigts.

19 juillet. Amélioration locale et générale.

98. Mme R..., 25 ans. — Deux enfants nourris ; Colique hépatique à la suite de première grossesse ; depuis, coliques assez fréquentes.

A Vichy, le 5 juillet. Foie un peu plus volumineux ; résistance, sensibilité et submatité dans une étendue grande comme la main, au niveau de l'épigastre ; polysarcie. Urée, 25 gr. 23.

29 juillet. Etat local et général très améliorés ; il reste cependant de la sensibilité anormale à l'épigastre et dans la région de la vésicule.

28 juillet. Urée, 25 gr. 83.

99. Mlle D., 49 ans. — Atteinte de lithiase biliaire dès l'âge de 22 ans. Ne consent à se soigner qu'à la suite d'une crise terrible au mois de mars 1887, qui a duré trois jours et trois nuits.

A Vichy, du 6 juillet au 9 août, cure faite sans incidents.

100. M. M..., 51 ans. — Père, sœur et fils atteints de lithiase biliaire. Mère emphysémateuse.

Toujours mauvais estomac ; digestion lente, pyrosis depuis trente ans. Depuis trois ans, coliques hépatiques franches.

A Vichy, le 6 juillet. Foie déborde de deux travers de doigt.

Le 11 et 13, coliques avortées; a facilement le cerveau congestionné.

26 juillet. Foie a diminué d'un travers de doigt; forces plus grandes.

101. M. P.... — A Vichy, le 9 juillet. Depuis sa saison à Vichy, les crises ont été plus fréquentes, mais moins douloureuses.

Le 21 juillet. Colique hépatique pendant douze heures.

Le 7 août. Quitte Vichy dans un état satisfaisant : disparition des crises, fonctions digestives revenues ; forces beaucoup plus grandes.

102. Mme P., 26 ans. — Deux enfants nourris. Coliques hépatiques ordinairement légères, mais malaise et trouble de la digestion fréquents.

Vichy, le 10 juillet : 47 k. 400 gr. ; 28 juillet : 49 k. 900 gr.

103. M. D..., 36 ans. — Père et mère goutteux.

Lui-même a eu deux accès de goutte dans les orteils, il y a deux ans.

Depuis un an, coliques hépatiques.

A Vichy, le 10 juillet ; parti le 27. Rien à noter pendant la cure.

104. Mme B..., 24 ans. — Mère atteinte de lithiase biliaire ; deux enfants nourris.

Crampes d'estomac depuis deux ans ; au commencement de 1887, un peu d'ictère après une crampe, d'où diagnostic de colique hépatique.

A Vichy, le 11 juillet. Foie déborde les fausses côtes de deux travers de doigts ; région de la vésicule très sensible ; cure faite sans incident. Partie le 29 juillet.

11 juillet. Poids : 52 k. 500.

28   —   54 k. 200.

105. Mme Veuve A..., 66 ans. — Lithiase biliaire depuis deux ans ; en mai 1887, crise qui a duré quinze jours.

A Vichy, le 11 juillet. Foie de volume normal ; *rétrécissement aortique*.

Le 22 juillet. Colique hépatique ; id. le 23 et le 24. Obligée de partir le 29.

11 juillet. Poids : 70 k. 400.

28 — 70 k. 400.

106. Mme R..., 44 ans. — Cinq enfants.

Première colique hépatique à vingt ans pendant la grossesse. A la suite, tous les dix ou quinze jours une colique de dix ou douze heures et cela pendant quatorze ans. Depuis, disparition complète des coliques.

En mars 1886. Colique qui dure seize heures : deux jours après, nouvelle colique qui dure de six semaines à deux mois.

En mars 1887, une colique de six jours ; en juin une de sept jours.

1er juillet. Une colique de sept heures

Mme R... quitte Dijon pour venir faire une saison à Vichy. Le 9 juillet elle est prise d'une *colique très violente au milieu du voyage*. A son arrivée à Vichy, j'emploie successivement, pour la calmer, pendant les trois jours que dura la crise : les piqûres de morphine, les suppositoires belladonés, le chloroforme, etc. La température atteint 40°, le 10 ; 39° 2, le 11 ; elle ne redevient normale que le 17 juillet.

A la suite de cette colique : Ictère, faiblesse extrême, foie plus volumineux et sensible.

Mme R... fait sa cure : peu à peu les forces reviennent, et elle peut quitter Vichy.

Le 9 août. Le foie est de volume normal ; le teint clair.

23 juillet. Poids : 74 k. 300.

8 août. Poids : 76 k.

107 Mme B... — A la suite de sa cure de l'an passé est restée bien portante jusqu'au mois de janvier 1887 : à cette époque une colique de douze heures.

Depuis un mois, constamment de petites douleurs dans l'hypochondre droit.

A Vichy, le 13 juillet.

Partie le 5 août. Pendant la cure a eu trois petites coliques de cinq à dix minutes.

108. Mme V.., 37 ans. — A des coliques hépatiques depuis deux ans qui se répètent à chaque époque menstruelle.

A Vichy, du 19 juillet au 5 août. Elle a eu ses règles pendant son séjour ici ; il ne s'est pas produit de colique hépatique.

109. Mme P..., 47 ans. — Colique hépatique depuis huit ans : la dernière, au mois de juin, pendant quatre jours.

A Vichy, le 19 juillet. Foie un peu gros ; la vésicule biliaire se dessine assez nettement ; tissus mous, facies jaunâtre. Il existe constamment une douleur dans le côté droit et l'épaule droite.

8 août. Partira demain ; Foie toujours un peu gros ; la vésicule biliaire ne se détache pas comme avant la cure ; les douleurs dans le côté et l'épaule droite ont disparu.

110. Mme H..., 45 ans. — A eu une colique aux mois de novembre, janvier et février.

A Vichy, le 20 juillet. 84 k. 200.

Partie le 9 août ; le 8 : 83 k. 300.

De même que l'an passé, Mme H... quitte Vichy beaucoup plus forte : elle se soulevait difficilement, actuellement elle fait de longues marches.

111. Mme B..., 48 ans. — Père atteint de la lithiase biliaire.

Mère migraineuse : elle même est migraineuse.

Trois enfants nourris. Colique hépatique entre la 2ᵉ et 3ᵉ grossesse.

Coliques hépatiques depuis dix-sept ans.

Venue à Vichy il y a quinze ans : très améliorée, mais impossibilité de revenir (habite Barcelone).

Cette année, cinq crises violentes ; le 13 juin a perdu connaissance tant la douleur était aiguë. Pertes utérines fréquentes.

A Vichy, le 21 juillet. Femme polysarcique (95 k. 600). Pâle, anémiée : grande faiblesse. Elle ne peut marcher pour aller boire à la fontaine.

Le 25 juillet. Très vivement impressionnée par la vue d'un accident. A la suite, faiblesse plus grande ; lorsqu'elle est debout, la tête tourne : elle n'est forte que couchée.

Le 4 août. Elle part pour la Belgique, dans sa famille, où elle sera dans de meilleures conditions pour se remonter.

112. Mme G..., 45 ans. — Père goutteux ; Mère asthmatique.

Elle même très migraineuse à chaque époque.

Quatre enfants, pas nourris.

Coliques depuis dix-huit mois.

A Vichy, le 12 juillet. Région de vésicule biliaire très sensible.

Partie le 3 août : *plus forte, plus grasse* ; indolence normale de toute la région hépatique.

113. M. S..., 31 ans. — Mère très polysarcique ; lui-même *albuminurique* léger depuis *dix ans*.

Coliques hépatiques depuis trois ans.

A Vichy, le 22 juillet. Foie de volume normal, mais sensibilité exagérée de l'épigastre et de l'hypochondre droit.

Parti le 11 août. Cure sans incident.

22 juillet. 72 k. 200. Pression 18 1|2.

10 août. 73 k. 400. Pression 17.

114. M. L..., 43 ans. — Depuis sept ou huit ans, coliques hépatiques, regardées comme de la gastralgie.

A Vichy, le 23 juillet. Foie gros, déborde les fausses côtes ; teint pâle et jaunâtre.

10 août. Partira demain : le foie et l'estomac ne sont plus sensibles ; il digère bien et sans douleurs.

115. Mme D..., 22 ans. — Mère migraineuse, atteinte de coliques hépatiques et de rhumatisme déformant les doigts.

Un frère goutteux.

Une sœur très migraineuse et avec un estomac très capricieux.

Un frère a eu du rhumatisme articulaire aigu.

Un frère et une sœur bien portants.

Père bien portant a 74 ans.

A Vichy, le 26 juillet. A eu trois petites coliques depuis l'an passée. Foie un peu plus gros.

16 août. Quitte Vichy plus forte et digérant bien. Avant la cure ne pouvait marcher un peu sans ressentir des douleurs vives dans le bas ventre ; actuellement elle marche toute la journée et sans douleurs.

26 juillet. 54 k. 200.

16 août. 56. k.

116. Mme M..., 35 ans. — Migraineuse. Estomac délicat dès sa plus tendre enfance.

Depuis quatre ou cinq ans, crampes d'estomac, dont l'analyse me fait dire : « *lithiase biliaire*. »

A Vichy, le 25 juillet. Foie un peu gros. Dilatation de l'estomac.

Partie 15 août. Digestions se font mieux. Disparition des douleurs ou crampes d'estomac.

25 juillet. 48 k. 200.

14 août. 48 k. 800.

117. Mme G..., 43 ans. — Crampes d'estomac depuis six ans ; Reconnues coliques hépatiques au mois d'avril 1887.

30 juillet. En entrant en gare de Vichy, colique hépatique.

1er août. Le foie est volumineux. Femme amaigrie.

Partie le 26 août. Disparition des douleurs dans le côté droit ; Digestions bonnes. Plus forte.

2 août. Poids : 50 k. Pression 14 1|4.

25 août. Poids : 50 k. 100 gr. Pression 15.

188. Mme G..., 41 ans. — Digestions mauvaises depuis longtemps. En outre crises douloureuses, subites, de temps en temps. Impressionnabilité excessive.

A Vichy, le 6 août. Le 10, crise douloureuse ; douleur à l'épigastre et dans les deux hypochondres ; sensibilité douloureuse, encore plus grande au niveau de vésicule biliaire. Je crois qu'il s'agit de lithiase.

Quitte Vichy le 13 septembre. Digère bien, pas de gonflement de l'épigastre ; beaucoup plus forte. *L'estomac est moins dilaté*. Il est en bonne voie de guérison.

6 août. Poids : 65 k.

13 septembre. Poids : 67 k. 800.

119. M. C..., 48 ans. — Coliques hépatiques depuis trois ou quatre ans ; crampes d'estomac depuis dix ans.

A Vichy, le 12 août. Tophus dans les deux orteils et les deux oreilles. Il prétend que les tophus des orteils se sont établis sans douleur ; ils le gènent pour marcher. Foie déborde les fausses côtes de un travers de doigt.

Partira le 26 août ; se sent très bien et marche plus facilement.

120. Mme B.., 63 ans. — Rhumatisante. Coliques hépatiques depuis huit mois.

A Vichy, le 12 août. Ventre très sensible ; Souffle systolique à la base par lésion organique. Marche à peine.

Partie le 3 septembre. Forces plus grandes ; marche mieux

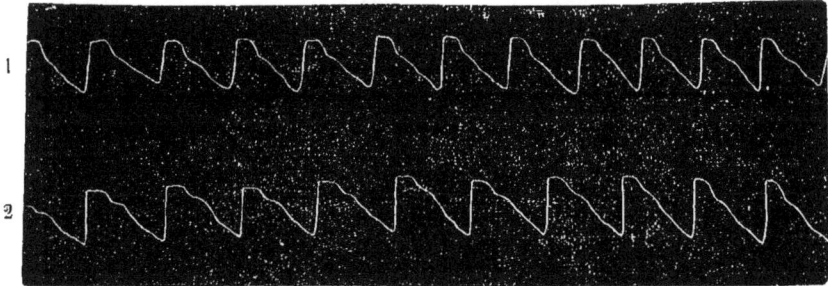

Tracés du pouls : 1. Avant la cure ; 2. Après la cure.

121. Mme C..., 30 ans. — Père goutteux a 37 ans ; mort diabétique. Des cousins malades du foie ; mère très grande, très forte ; des parents goutteux.

Magnifique santé habituelle. Un enfant nourri. Colique hépatique en juillet 1886, puis cinq crises. Au mois de décembre 1886 devient enceinte ; pas de crise pendant grossesse. Accouchement le 28 juin ; colique hépatique le 28 juillet, très douloureuse pendant trois heures : depuis, éprouve des coliques, mais courtes.

A Vichy, le 14 août. Tous les organes paraissent normaux.

19 août. Colique hépatique.

2 septembre, 4 septembre, coliques hépatiques bien calmées par injection d'antipyrine.

Partie le 14 septembre. Va très bien, très forte ; est plus vigoureuse qu'avant son arrivée à Vichy. Cette malade a pris de l'exercice et suivi très sérieusement le régime indiqué. Elle a maigri de 4 kil., à son grand contentement. Au mois de février 1888, les coliques n'ont pas reparu. Maximum de l'eau ingérée : 1440 grammes.

18 août. Poids : 89 k. 300.

12 septembre. Poids : 85 k.

122. Mme B..., 19 ans. — Coliques hépatiques depuis un an.

A Vichy, du 14 au 26 août. Cure faite sans incident : trop courte du reste.

14 août. Poids : 53 k. 900.

22 août. Poids : 54 k. 600.

123. Mme C..., — A passé un hiver parfait, ni colique, ni migraine.

A Vichy, du 19 août au 7 septembre. Pas d'incident.

124. Mme F..., 31 ans. — Coliques hépatiques sans ictère depuis un an.

A Vichy, du 22 août au 12 septembre, cure faite sans incident.

125. A..., 61 ans. — Coliques hépatiques depuis cinq ans. Impossibilité de venir à Vichy à cause de sa misère.

Les coliques se répètent presque tous les deux jours depuis quatre mois. Il vient à Vichy.

Le 21 août. Homme épuisé, maigre, cachectique, teint subictérique, voix cassée.

Le 23 août. Légère colique.

A partir du 13 septembre, il prend le dessus ; plus de douleurs, bon appétit, forces reviennent ; quitte Vichy le 24 septembre tout à fait bien ; plus gras et plus fort. La voix est revenue presque semblable à celle d'une personne bien portante.

21 août. 58 k.

15 septembre. 63 k. 200. Augmentation 5 kil. 200 gr.

126. Mme F..., 27 ans.— Coliques hépatiques depuis quatre ans ; trois enfants nourris.

A Vichy, le 24 août. Partie le 28 septembre, cure régulière.

Depuis son retour à Paris, Mme F..., n'a plus eu de coliques (21 janvier 1888).

29 août. Poids : 82 k.

17 septembre. 81 k. 300.

127. M. J..., 46 ans. — Coliques hépatiques depuis quinze ans. Rares au début, elles ont augmenté peu à peu en fréquence et en intensité.

Depuis quatre mois, est dans un état de crises ; les coliques sont sourdes, continuelles ; les matières décolorées, les urines verdâtres, ictère intense, prurit, insomnie, a pris 150 bouteilles d'eau de Vichy depuis janvier 1887 sans aucun résultat ; il a continué à s'affaiblir et à souffrir.

A Vichy, le 2 septembre. Foie énorme, déborde les fausses côtes de quatre travers de doigt. Impossible de se coucher sur le côté droit.

Peu à peu reprend de l'appétit, le prurit diminue, les forces reviennent.

Quitte Vichy le 3 novembre. Le foie déborde les fausses côtes d'un travers de doigt. Décubitus latéral droit possible.

2 septembre. Poids : 55 k.

Urée en 24 heures, 14 gr. 40, avec 1250 gr. d'urine. Pression 15 1/2.

2 octobre. Poids : 57 k. 400.

— Urée : 18 gr. 33, avec 1300 gr. — 16.

128. M. C..., 57 ans. — Coliques hépatiques depuis quatre ans.

Au mois de mai 1887, colique pendant vingt heures. Depuis, tous les jours, quatre ou cinq heures après le repas, a des douleurs à l'épigastre et aux deux hypochondres pendant vingt minutes ou une demi-heure.

A Vichy, du 7 septembre au 27 septembre. Très rapidement, les petites douleurs signalées plus haut ont disparu, aussi le malade se trouve « tout changé, il va excessivement bien. »

129. M. P..., 65 ans. — Traité pendant deux ans pour gastralgie.

Le 23 septembre 1887, colique hépatique type, douleurs, vomissement, ictère.

A Vichy, du 25 septembre au 18 décembre. Pas d'incident ; est parti en parfait état.

130. Mme de M..., 36 ans. — Quatre enfants. Coliques hépatiques depuis trois ans ; accès très fréquents depuis deux mois.

A Vichy, du 15 octobre au 10 novembre. Deux coliques hépatiques au troisième et sixième jours, l'antipyrine en injections faites à l'épigastre, au niveau de vésicule biliaire et de l'épaule, ne donne aucun résultat.

La santé se modifie rapidement pendant les derniers jours de la cure.

Mme de M... quitte Vichy dans d'excellentes conditions.

131 Senor J... S..., 39 ans. — Digestions pénibles depuis deux ans. Colique hépatique reconnue il y a un an.

A Vichy, le 19 août. Estomac dilaté modérément.

Tout le ventre est sensible, surtout à sa partie supérieure.

7 septembre. Obligé de quitter Vichy ; au reste il va tout à fait bien.

132. L..., 11 ans. — Diarrhée à deux ans, renouvelée chaque année à l'époque des grandes chaleurs jusqu'à cinq ans. Dès l'âge de dix ans, assez souvent dépôt abondant dans les urines. Appétit capricieux, douleurs dans le côté droit : on a retrouvé de la cholestérine dans des graviers rendus avec les selles.

A Vichy, le 24 août. Foie gros, vésicule biliaire sensible. Teint très anémique.

10 septembre. Amélioration légère. Quelques jours de pluie ont beaucoup nui à cette enfant.

L'eau de Vichy ne dissout pas les calculs. L'eau de Vichy rend les coliques hépatiques moins longues, moins douloureuses, lorsqu'il y a des calculs dans la vésicule biliaire. Mais ce n'est pas en dissolvant les calculs, c'est en dissolvant le mucus, qui unit plusieurs calculs et en favorisant ainsi leur cheminement ; c'est peut-être en modifiant la sensibilité des voies biliaires, en faisant disparaître leur irritabilité.

On sait en effet que la douleur dans la colique hépatique est loin d'être en rapport avec le volume du calcul qui la produit et que l'élément nerveux joue un grand rôle dans la production du phénomène.

La cure de Vichy prévient les coliques en rendant à la bile ses qualités normales, qui empêchent la précipitation de ses sels, en améliorant l'état des voies biliaires plus ou moins irritées.

Enfin elle guérit la lithiase biliaire en faisant disparaître la cause première de sa production : l'insuffisance des oxydations chez les diathésiques.

Il faut ordinairement trois saisons pour amener la guérison : cette règle subit d'assez nombreuses exceptions. Il est certain que le malade peut beaucoup pour hâter ou retarder sa guérison, en observant ou en observant pas le régime qu'il doit suivre.

CONGESTION DU FOIE A L'ÉPOQUE DES RÈGLES

133. Mme A... de S... P... di B..., 30 ans. — Nerveuse, migraineuse à l'époque des règles, et vomissements bilieux.

Vichy, du 23 juillet au 14 août. Elle a eu ses règles sans vomissements, ni migraine ; la région hépatique a perdu de sa sensibilité, de telle sorte qu'elle peut mettre son corset.

Lettre, lors des règles suivantes : vomissements bilieux reparus.

CONGESTION CHRONIQUE DU FOIE

Cette expression sert à désigner tous les cas où le foie est plus volumineux qu'à l'état normal, sans être atteint de dégénérescence ou de cirrhoses. Que cette congestion soit consécutive à la lithiase biliaire, qu'elle relève de la goutte, de l'impaludisme ou de l'alcoolisme, elle est habituellement bien modifiée par l'eau de Vichy.

Dans ces dernières années, le séjour de troupes plus nombreuses en Cochinchine, au Tonkin, le percement de l'isthme de Panama, ont amené à Vichy un grand nombre de malades atteints d'impaludisme avec engorgements du foie, de la rate. Vichy, dans ce cas, a presque toujours donné de bons résultats. Mais il faut remarquer que l'état de débilité parfois extrêmement prononcé de ces malades, commande une grande prudence ; il ne faut pas dépasser la dose en rapport avec les forces du malade, sous peine de le fatiguer encore.

134. M. L..., 28 ans. — Père bilieux, nerveux.

Pituite depuis trois ou quatre ans. Depuis deux ans, à la suite de la moindre fatigue, vomissements bilieux. Teint subictérique depuis six mois.

Vichy, le 2 juillet. Teint fortement subictérique ; Ventre dilaté au niveau des fausses côtes; Foie déborde les fausses côtes de trois travers de doigts, lisse, dur. Rate peut être un peu plus grosse, 7 c. de matité.

Souvent, crampes dans les mollets et les cuisses. *Tremblement alcoolique* très prononcé, cauchemars ; léger nuage d'albumine.

27 juillet. Foie a diminué de deux travers de doigts ; il en résulte que le ventre est souple au lieu d'être tendu. La rate donne 5 c. au lieu de 7 ; tremblement disparu, teint s'est éclairci, mais il reste encore une coloration jaunâtre. « Il n'y a pas de comparaison avec l'état où je me trouvais à mon arrivée, » dit M. L..., au moment de me quitter.

135. M. G..., 60 ans. — Boit un peu trop d'alcool et de vin. Jamais d'excès.

En 1884 ictère, en 1886 ictère, qui reparait trois semaines après. En mars, de de nouveau, ictère. Dyspepsie, un peu de constipation.

Vichy, le 13 juillet. Foie déborde de un travers de doigt les fausses côtes droites. Sensibilité plus grande seulement au niveau de la vésicule biliaire.

31 juillet. Foie de volume normal.

136. Dr G..., 30 ans. — Médecin de l'isthme de Panama où il est resté vingt-deux mois. Fièvre intermittente.

Vichy, 14 juillet. Foie déborde de deux travers de doigts. Rate donne matité 8 c. sur 6.

29 juillet. Obligé de partir. Le foie a diminué d'une manière très nette : digestions bonnes. La rate ne donne plus que la moitié de matité.

137. M. M..., 47 ans. — Abus d'alcool sous forme de vin. Digestions difficiles, gonflement du ventre au niveau de la ceinture ; sommeil agité. La moindre cause donne des crampes dans les mollets.

Vichy, le 27 juillet. Foie *très sensible*, gros un travers et demi; Rate plus grosse.

14 août. On peut enfoncer les doigts au niveau des fausses côtes, le foie ne déborde plus ; il n'y a plus en ce point de sensibilité excessive, qui semblait indiquer une réaction du péritoine. Rate normale.

138. M. D..., 28 ans. — Est resté quatre ans comme ingénieur à l'Isthme de Panama. *Fièvres*.

Vichy, 11 août. Foie plus gros, mais rate énorme.

23 août. Obligé de partir ; va mieux, mais je conseille (appuyé par M. Hérard), de ne pas retourner à Panama.

139. M. D..., 50 ans. — Foie déborde les fausses côtes de deux travers de doigts. Estomac dilaté : sable dans les urines, fréquemment.

Vichy, le 10 août. Le malade attire surtout mon attention sur l'intolérance de sa vessie qui le force d'uriner fréquemment, avec douleur très vive à la fin, pas de calcul vésical.

6 septembre. Foie de volume normal ; estomac digère bien, plus de sable. Vessie tolérante : c'est surtout ce qui rend le malade enchanté de sa cure.

140. M. G..., 46 ans. — Grands parents robustes, mais cousins germains. Mère très migraineuse ; Parents bien portants, mais encore cousins. Un frère mort brightique ; une sœur hémiplégique, suite d'hémorrhagie cérébrale.

Migraine dès vingt ans ; très nerveux. Le teint habituellement sub-ictérique s'est encore aggravé depuis cinq ou six mois. Jamais de poussées d'ictère. Forces diminuées depuis trois ans.

A Vichy, le 4 juin. Foie dur, résistant; dépasse les fausses côtes de trois travers de doigts sur la ligne mamelonnaire. Rate normale, estomac dilaté.

24 juin. Sur ligne mamelonnaire, le foie déborde les fausses côtes de deux

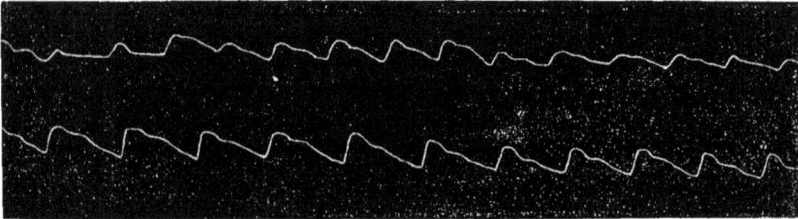

Tracés du pouls : 1. Avant la cure ; 2. Après la cure.

travers de doigts. L'appétit est devenu beaucoup plus considérable ; les forces sont les mêmes qu'à l'arrivée. Teint éclairci; les conjonctives sont blanches.

4 juin. Poids : 69 k. 440 gr. ; globules rouges, 3,844,000. Hémoglobine 11 % ; activité de réduction 0,80 ; Urée 28 gr. 05 par vingt-quatre heures.

24 juin. Poids : 69 k. 440 gr.; globules rouges, 4,022,000. Hémoglobine 12 % ; activité de réduction 0,92. Urée 30 gr. par 24 heures.

141. M. C..., 55 ans, entrepreneur de bâtiments. — Se fatigue très facilement; sue toujours.

A Vichy, le 15 juin. Foie gros, déborde les fausses côtes de deux travers de doigts. L'examen d'un échantillon d'urine montre une assez grande quantité *de sucre* non dosé au polarimètre. 108 kilos.

DANS LES URINES DES VINGT-QUATRE HEURES PAS DE SUCRE. Urée, 20 *gr*. 36 en 24 heures.

8 juillet. Urée. 29 *gr*. 48. Le tracé montre un pouls plus fort, pression 13 ; le malade quitte Vichy plus vigoureux qu'à son arrivée, mais il a fort à faire pour revenir à la santé. C'est un *candidat au diabète*. 104 kilos.

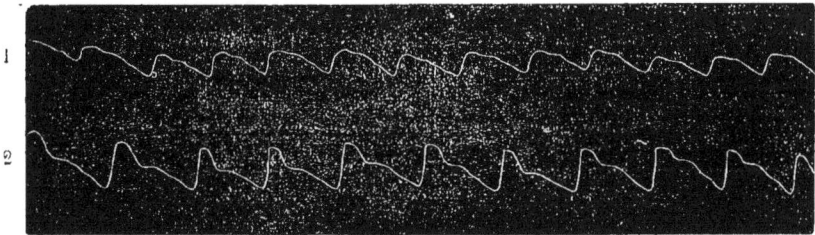

Tracés du pouls : 1. Avant la cure ; 2. Après la cure.

142. M. L..., 34 ans, officier de marine. — Abus d'alcool.

A Vichy, le 29 juin. Foie dépasse les fausses côtes de quatre travers de doigts. Angine chronique des buveurs ; teint légèrement subictérique.

8 juillet. La partie gauche du foie empiète sur l'épigastre, mais le reste est revenu à ses dimensions normales. Le teint s'est beaucoup éclairci.

Le tracé du pouls a été pris avant et après le bain minéral. Les tracés pris après le bain montre que le sang circule plus facilement, la tension se maintient moins, et la descente se fait en ligne droite.

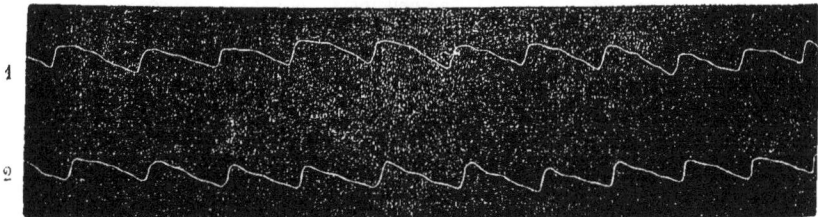

Tracés du pouls : 1. Avant le bain minéral ; 2. Après le bain minéral.

143. Mme S..., 46 ans.— Souffre du foie depuis dix ans. Pesanteur, lourdeur, digestions mauvaises ; fièvre intermittente cet hiver. Un peu nerveuse.

A Vichy, 1er juillet. Foie un peu gros, déborde d'au moins un travers de doigt. Teint anémique ; muqueuses décolorées. Souffle systolique d'anémie aux quatre orifices du cœur et dans les vaisseaux du cou. Poids : 65 k. 500.

26 juillet. Va très bien, beaucoup plus forte ; bon appétit et bonnes digestions. Foie presque normal ; toujours anémique, quoique en meilleur état qu'à son arrivée. 67 k. 800.

144. M. B..., 50 ans. — Atteint de cachexie paludéenne, a fait une cure de Vichy l'an passé. En quittant Vichy, l'estomac était un peu mieux ; toujours fièvre dès le matin, peu de frisson, peu de chaleur, mais sueurs assez abondantes. Depuis le mois de juin 1887, accès fébriles plus rares, tous les trois ou quatre jours.

A Vichy, le 29 juillet. Aspect toujours cachectique ; faciès jaunâtre, pigmenté, traits tirés, amaigrissement très prononcé. Foie déborde de trois travers les fausses côtes ; rate à peine un peu plus grosse qu'à l'état normal. Ventre tendu, dur.

3 septembre. Se sent plus fort ; mange et digère mieux. Ventre souple, foie moins gros.

29 juillet. Poids : 54 k. 600 ; globules rouges, 2,388,000. Hémoglobine, 8 1/2 %. Activité de réduction 0,71. Urée, 20 gr. 30 par 24 heures ; Pression 21.

3 septembre. Poids ; 55 k. ; globules rouges, 3,348,000. Hémoglobine, 9 %. Activité de réduction 0,87. Urée, 23 gr. par vingt-quatre heures ; pression 20.

J'ai constaté de l'urobiline avant et après la cure. La persistance de l'urobiline dans les urines indiquerait, d'après les recherches de M. Hayem, (1) une altération grave du foie.

145. M. G..., 38 ans. — Abus d'alcool. Vomissement de bile fréquent, depuis quatre ou cinq ans, sans douleur ; le plus souvent tous les quinze jours, d'autres fois tous les jours. Coloration ictérique des conjonctives. Taille élevée, vigoureusement constitué.

A Vichy, le 2 août. Foie déborde les fausses côtes de un travers et demi de doigt. Poids : 94 k. 700.

22 août. Foie de volume normal, dimension du volume de la ceinture. La tête n'est plus lourde comme avant la cure : il comprenait lentement, ne pouvait calculer ou fort lentement, actuellement l'esprit est prompt. 96 k. 600.

146. M. B..., 47 ans. — Abus d'alcool. Ventre volumineux, surchargé de graisse.

A Vichy, le 3 août. Foie gros, pression 18 1/2.

23 août. Foie diminué de volume, encore un peu gros, surtout le lobe droit.

147. M.N..., 45 ans. — A fait déjà deux saisons de Vichy pour congestion chronique du foie, qui était bien guéri. Des excès et fatigues imposées ont réveillé la congestion du foie, d'où pesanteur, dyspepsie.

A Vichy, du 28 août au 11 septembre. Parti avec digestions faciles, forces plus grandes, foie de volume normal.

(1) Hayem. Société médicale des hôpitaux. Août 1887.

La diarrhée chronique, la dyssenterie arrivées à la période de réparation sont favorablement modifiées par la cure de Vichy ; mais je n'en ai par d'observations personnelles.

CIRRHOSE HYPERTROPHIQUE DU FOIE.

L'observation 149 est relative à un cas de cirrhose hypertrophique du foie des plus nettes. J'ai observé, en 1886, un autre cas en consultation avec un de mes confrères.

L'eau de Vichy ne saurait résoudre l'hypertrophie du foie atteint de cirrhose : mais elle peut être utile au malade en réveillant son appétit, en facilitant ses digestions, en faisant cesser ses épistaxis, ses pertes de sang par les gencives, en lui redonnant des forces. Sans doute la terminaison fatale n'est que reculée ; mais dans l'espèce c'est bien quelque chose, puisque tous les médicaments sont impuissants.

149. M. B..., 46 ans. Voyageur en absinthe. — Digestions pénibles depuis six ans, quelques poussées d'ictère depuis cette époque.

A Vichy, le 19 septembre. — Foie déborde de quatre travers de doigt, les fausses côtes. Rate plus volumineuse.

Gencives saignantes, boursouflées. Teint ictérique.

28 septembre. — *Se trouve beaucoup mieux.* Le foie n'a pas sensiblement diminué. Le teint est un peu plus clair. L'appétit s'est réveillé et les digestions se font bien. *Les gencives ne saignent plus*.

CIRRHOSE ATROPHIQUE

L'observation 150 B est un cas fort intéressant, le malade est probablement guéri. Ce fait ne veut pas dire qu'il faut envoyer les cirrhoses atrophiques à Vichy lorsqu'elles sont avancées ; mais enfin il montre qu'on peut espérer un bon résultat au début.

L'observation de M. B, est instructive à plus d'un titre.

En 1886, il quitte Vichy un peu mieux qu'il n'y était venu ; en 1887, il y revient pâle et très faible. La nutrition se fait mal ; 19 grammes d'urée par vingt-quatre heures avec 73 kilos 700 grammes, la pression intra-artérielle est faible, 13 centimètres de mercure.

Sous l'influence de la cure, changement complet : augmentation du chiffre de l'urée qui devient presque physiologique : 25 gr. 81 ; du poids, 75 k. 850 gr., et de la pression intra-artérielle qui atteint 15. L'urée s'est-elle faite sous l'influence d'une modification favorable du foie (Brouardel) ou de tout l'organisme (Rendu) ?

Les tracés du pouls avant et après la cure sont très curieux. Avant, c'est absolument celui de l'insuffisance aortique, du pouls de Corrigan, or, le cœur est normal. MM. Potain et Rendu m'ont déclaré qu'on ne pouvait l'expliquer ; d'autant que dans l'insuffisance aortique la pression est habituellement élevée, tandis que dans ce cas elle est faible.

Si l'on veut bien se reporter à l'observation 34, on verra que la force d'impulsion du cœur ne suffit pas à faire le crochet de l'insuffisance aortique ; le deuxième tracé, fait sous l'influence du café chez un névropathe, montre seulement une exagération de l'amplitude du tracé. Le premier tracé de l'observation 150 montre donc que le crochet de l'insuffisance aortique n'est qu'une probabilité en faveur de cette maladie puisqu'il peut se produire en dehors d'elle.

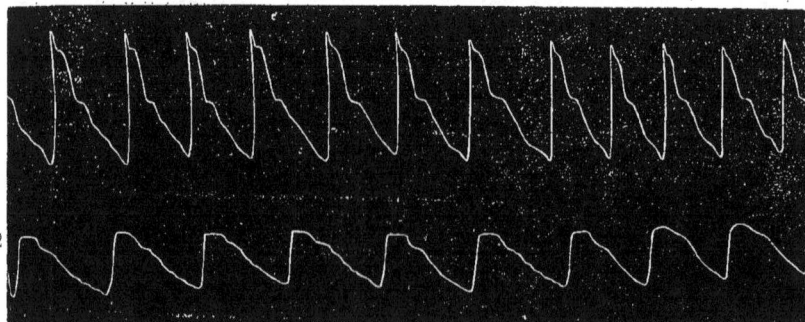

Tracés du pouls : 1. Avant la cure ; 2. Après la cure.

150. M. B..., 51 ans, vie très régulière, mais usage de vin blanc le matin et dans la journée, en moyenne 3 litres, — plus trois ou quatre petits verres de cognac.

Ventre sensible, ascite, anorexie pendant l'hiver 1886, foie petit, ne se trouve qu'à droite ; après une première cure à Vichy, en 1886, le malade était parti plus vigoureux. En 1887, à Vichy le 14 juin : le foie est resté le même, mais il n'a pas diminué depuis l'an passé. Le lobe gauche semble supprimé : l'épigastre est largement sonore. Le voyage a déterminé de la sensibilité dans tout le ventre. L'an passé il y avait des frottements pleuraux aux deux bases, ils ont disparu. Fracture de la clavicule droite : pseudarthrose, *cœur absolument normal.*

Quitte Vichy le 4 juillet : vu le 3. — Ventre souple, indolore. Le foie a toujours le même volume. Vers le cinquième jour de la cure il s'est fait un peu de congestion du côté du foie, car les conjonctives sont devenues légèrement jaunes, ainsi que les mains ; cette coloration a presque disparu le 3 juillet.

14 juin. Poids, 73 k. 700 gr. Urée par vingt-quatre heures : 19 gr. 74. Pression 13. Pouls élevé : *crochet d'insuffisance aortique.*

24 juin. Poids, 74 k. 300. 3 juillet. Poids, 75 k. 850. Urée par vingt-quatre heures : 25 gr. 81. Pression 15, tracé bien différent du 1er.

Les urines de ce malade, émises après le repas, ne contenaient pas de sucre ; cette constatation est favorable à l'hypothèse d'un foie assez bon, d'un foie dont les cellules n'ont pas subi une altération profonde. On sait en effet que dans la cirrhose atrophique il est fréquent d'observer la glycosurie après un repas chargé en féculent ou en sucre.

Le phénomène se produit dans deux conditions différentes ; il y a ascite ou pas d'ascite ; s'il y a ascite le sucre des aliments passe dans le sang, puis dans les urines par les voies de la circulation collatérale ; dans le second, le sucre traverse bien le foie, mais il n'y est ni modifié ni retenu.

Dans l'un et l'autre cas la raison du passage du sucre de l'alimentation dans le sang réside dans l'absence de sa modification, de son emmagasinement par le foie, qui est chargé de ce soin à l'état normal. Seulement s'il y a ascite, on ne peut rien conclure sur l'état des cellules du foie ; s'il n'y a pas d'ascite, et par suite pas de circulation collatérale, et que le sucre passe dans le sang, c'est que les cellules du foie sont trop altérées pour le modifier. Cl. Bernard a réalisé la première condition par la ligature de la veine porte et Pavy par l'abouchement de cette veine dans la rénale ; ils obtinrent tous les deux de la glycosurie alimentaire. Munch, Tscherinow (1) ont signalé cette glycosurie dans l'atrophie aiguë du foie ; von Gobee (2) dans les dégénérescences grais-seuses de cet organe, Murchison (3) dans la cirrhose atrophique, Messieurs Colrat (4), Couturier (5), Lépine (6), Robineaud (7), Valmont (8), Roger (9), ont recherché ce signe après l'ingestion par le malade d'une quantité assez considérable de sucre.

On peut conclure de leurs observations qu'en l'absence d'ascite le pesage du sucre dans les urines indique une altération profonde des cellules du foie (Roger).

(1) TSCHERINOW. *Virchow's archives*, t. XLVII.

(2) VON GOBEE, cité par Lécorché, *Traité du diabète,* p. 616.

(3) MURCHISON. *Maladie du foie*, p. 158.

(4) COLRAT. *Lyon médical*, 1872.

(5) COUTURIER. *Th.* Paris, 1875.

(6) LÉPINE, *Soc. biologie*, 1876, p. 55.

(7) ROBINEAUD, *Th.*, Paris, 1878.

(8) VALMONT, *Th.* Paris, 1879.

(9) ROGER. *Contribution à l'étude des glycosuries d'origine hépatique. Revue de Médecine*, t. VI, 1886.

SYPHILIS DU FOIE. (Observ. 151).

Dans ce cas encore, l'eau de Vichy a été utile, surtout en stimulant les fonctions digestives et assimilatrices. Personne ne croit que l'eau de Vichy peut faire fondre un foie syphilitique. Mais ce qu'elle peut faire, c'est de relever l'état général, d'améliorer les voies digestives et de permettre ainsi le traitement spécifique qui n'était pas supporté avant son intervention.

151. M. D..., mouleur, 56 ans. — Bonne santé habituelle, *accidents de syphilis* douteux, amaigrissement depuis juin 1886, vomissement de temps en temps jusqu'en décembre 1886. En janvier 1887, appétit revenu, digestion bonne, mais l'amaigrissement et la faiblesse font des progrès. En février on s'aperçut que le foie grossissait ; depuis mai *ne mange rien, rien ne passe.*

A Vichy, le 22 juin : foie du volume normal quant à son lobe droit. Le lobe gauche remplit le creux épigastrique, forme une table dure, inégale, peu sensible à la palpation et à la percussion ; c'est à peine si le malade y sent plus qu'ailleurs le palper. Poumons, plèvres, cœur, normaux.

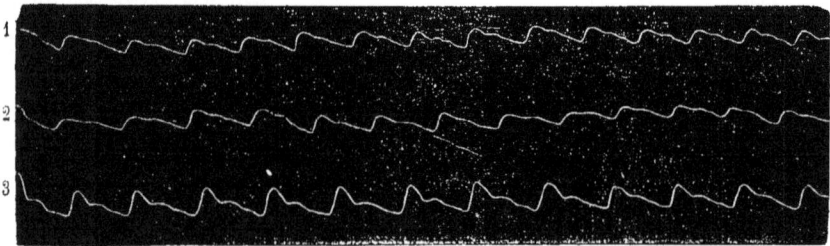

Tracés du pouls : 1. Avant la cure ; 2. Pendant la cure ; 3. Après la cure.

Au moment du départ, 19 juillet : plaque dure à l'épigastre, sur laquelle il existe un noyau gros comme la moitié d'une noix. Le foie a diminué légèrement de volume. Appétit bon, digestions meilleures. Le malade, qui avait à son arrivée la voix cassée, parle presque comme tout le monde ; il se trainait et il marche. Le tracé révèle un pouls plus ample.

Poids : le 22 juin, 60 k. ; le 30 juin, 60 k. 850 ; le 9 juillet, 61 k. 900 ; le 19 juillet, 62 k. 100.

DIABÈTE

Willis, puis Fothergills, Ethmüller et Rolle firent entrer les alcalins dans la thérapeutique du diabète sous forme d'eau de chaux. Les travaux de Mialhe et de Bouchardat rendirent ce traitement classique. On employa le tartrate de soude, bitartrate de potasse, bitartrate de potasse et de soude, sulfate de soude, sels ammoniacaux ou de lithine, mais c'est surtout le bicarbonate de soude, base des sels de Vichy, qui fut le plus recommandé. On ne tarda pas à reconnaître que les succès obtenus par l'eau minérale de Vichy étaient infiniment supérieurs à ceux qu'on obtenait par les préparations pharmaceutiques. Aussi, malgré les attaques dont elle a été l'objet, les difficultés d'expliquer son action, elle est restée en honneur auprès de la grande majorité des médecins.

Le tableau D exprime les résultats obtenus chez les diabétiques, quant au sucre. Mais ce point n'est presque que secondaire à côté des autres modifications que l'eau de Vichy détermine chez les diabétiques. Dès les premiers jours du traitement, la polyurie diminue ; les mictions deviennent moins fréquentes la nuit et subissent davantage l'influence des repas, comme chez les personnes bien portantes, la soif, la sécheresse de la bouche disparaissent, un sentiment de bien-être, de force, inconnue depuis longtemps, remplace la lassitude habituelle des diabétiques ; l'appétit se régularise, les fonctions digestives se font facilement ; le sommeil devient bon ; la glycosurie disparaît ou diminue ; l'azoturie se modère, ou bien le chiffre de l'urée augmente s'il était inférieur.

L'effet du traitement se maintient pendant plusieurs mois et si l'on peut faire deux saisons par an, ou arrive quelquefois à guérir. En tout cas on maintient dans des limites, sans danger, une maladie qui menace facilement de devenir grave.

Dans les publications sur le diabète, d'ailleurs si remarquables, de M. Lécorché (1), on lit que « l'azoturie est toujours en rapport avec la force du malade atteint de diabète, aussi, ne doit-on pas hésiter à prescrire les eaux alcalines fortes, lorsque le malade rend de grandes proportions d'urée, quel que soit, du reste, le chiffre de sucre contenu dans les urines.

(1) LÉCORCHÉ. *Traité du diabète.* 1886. *Du diabète sucré chez la femme.* 1887.

NUMÉRO d'observation	AGE	EXAMEN arrivée, départ	SUCRE PAR 24 HEURES	NUMÉRO d'observation	AGE	EXAMEN arrivée, départ	SUCRE PAR 24 HEURES
156 A	59 ans	12 mai 8 juin	56 gr. 4 gr.	172 G	43 ans	1er juillet 20 juillet	11 gr. par lit. 0
157 R	40 ans	23 mai 12 juin	90gr. Albumine 1 gr. 5 gr. Albumine traces	174 B	60 ans	13 juillet 25 juillet	8 gr 0,58 0,80
159 M	50 ans	8 juillet 29 juillet	50 gr. 4 gr.	175 E	44 ans	6 juillet 20 juillet	60 gr. 15 gr.
160 L	50 ans	19 juillet 14 août	3 gr. 0	177 M	62 ans	11 juillet 2 août	10 gr. 57 O. albumine en moindre quantité
161 G	42 ans	22 juillet 9 août	166 gr. 90 gr.	178 C	48 ans	27 juillet 18 août	16 gr. 400 0
163 C	50 ans	17 août 23 août	170 gr. 125 gr.	179 G	42 ans	1er août 16 août	226 gr. 33 gr. 406
164 D	42 ans	21 août 9 sept.	4 gr. 0	180 S	70 ans	30 août 2 sept. 20 sept.	40 gr. 51 70 gr. 6 gr.
166 B	65 ans	1er sept. 29 sept.	129 gr. 80 50 gr.	181 H	55 ans	17 août 6 sept.	3 gr. 0
167 B	65 ans	1er juin 19 juin	40 gr. 58 12 gr.	182 F	67 ans	6 sept. 25 octobre	90 gr. 1 gr. 0,3
168 L	68 an	1er juin 28 juin	198 gr. 50 gr.				
169 T	65 ans	19 juin 9 juillet	4 gr. 0				
170 M	60 ans	23 juin 15 juillet	45 gr. 90 3 gr. Albumine 0				
171 S	57 ans	1er juillet 15 juillet	45 gr. 177 8 gr.				

Dans tous les cas où l'azoturie est peu marquée, quelle que soit l'intensité de la glycosurie, il faudra se garder d'y avoir recours. » C'est là une contre-indication erronée. Les observations 67, 177, 178, 179, 187, montrent, en effet, que l'usage de l'eau de Vichy tend à régulariser la quantité d'urée ; elle l'augmente de 7 à 8 o/o lorsqu'elle est trop faible. Mais il est vrai que la quantité d'urée indique la résistance du malade et que le médecin fera bien de ne pas se priver de ce signe pour juger la situation.

Bouchard (1) recommande un excellent moyen d'apprécier la force du diabétique au point de vue des doses à indiquer ; c'est la difficulté ou la facilité à alcaliniser les urines. « La tendance à l'alcalinité s'accompagne habituellement d'un notable état de faiblesse. » Cette tendance à l'alcalinité doit être recherchée dans les urines des premiers jours et pour peu qu'on soit incertain, il faut la rechercher plusieurs fois pendant le cours du traitement. Il faut procéder par doses minimes chez les diabétiques dont les urines prennent facilement l'alcalinité. Il arrive qu'on soit obligé de diminuer la quantité d'eau minérale à ingérer, voir même de suspendre le traitement, parce que cette alcalinité est trop marquée.

L'observation 167, qui concerne un homme d'esprit cultivé, est fort démonstrative : Chaque fois que les doses d'eau minérale ont été assez fortes pour donner aux urines une alcalinité marquée, ce malade était moins bien. Dans l'observation 168, M. L. vient à Vichy depuis douze ans, l'an passé il ne m'a pas consulté et cette année il tente de faire la même chose. Il m'apporte la lettre de son médecin quatorze jours après son arrivée. Dans cet intervalle il a fait comme les années précédente ; mais sa résistance a diminué, les urines présentent une forte réaction alcaline ; le sucre est moins abondant, mais les forces n'ont pas augmentées.

La constatation de cette facilité de l'alcalescence des urines a fait maintenir à des doses relativement modérées le sujet de l'observation 177.

L'albuminurie chez les diabétiques ne contre-indique pas le traitement de Vichy : le plus habituellement elle ne tient pas à une lésion des reins.

Le plus souvent il n'existe que de l'hypertrophie cellulaire des *tubuli*

(1) BOUCHARD. Loc. cit., p. 304.

contorti ; ce n'est que tardivement et exceptionnellement que surviennent des lésions de néphrite. Bouchard (1), Strauss (2), Inglessis (3).

Dans trois observations d'albuminurie, elle laisse des traces dans un cas, et disparaît dans les deux autres. Au reste, nous verrons que dans un cas d'albuminurie par néphrite interstitielle, le résultat a été bon.

Faut-il soumettre les diabétiques tuberculeux à la médication de Vichy? L'observation 157 est absolument probante. L'examen des crachats a montré un nombre assez considérable de bacilles de Koch. Malgré cela, le malade a retiré le plus grand bien de sa cure. Mon excellent confrère, le Dr Sénac, m'a dit en avoir observé un cas semblable. Mais on ne doit pas envoyer à Vichy les diabétiques atteints de vastes cavernes pulmonaires.

Dans deux cas, le diabète avait déterminé, en quelques mois, un amaigrissement considérable. Observations 161 et 162. M. Brouardel dit que, dans ces cas, sous l'influence du traitement de Vichy, l'urine subit des modifications favorables, mais que les autres symptômes ne sont pas modifiés. Lanceraux (4) cite un cas où Vichy fut défavorable et il estime qu'il est contre-indiqué dans cette forme du diabète. Dans nos observations Vichy n'a pas nui ; il paraît même avoir donné un moment de répit et retardé de quelque temps la terminaison fatale inévitable. Il faudrait un plus grand nombre d'observations pour conclure.

Le sucre diminue rapidement sous l'influence de l'eau de Vichy ; j'ai fait le dosage du sucre chez vingt sujets, plusieurs fois pendant la cure, presque toujours avec un échantillon des urines des vingt-quatre heures, mesurées exactement. J'ai employé le saccharimètre de Laurent Soleil. « Le dosage par le saccharimètre est, de tous les procédés, le plus certain et le plus exact (5), » dit Hardy. Il est bien certain que

(1) BOUCHARD. *Maladies par ralentissement de la nutrition*, p. 207 et 208.

(2) STRAUSS. *Sur les lésions histologiques du rein dans le diabète sucré.* Compte-rendu soc. biologie, Paris, 1885, 541-544.

Nouveaux faits pour servir à l'histoire des lésions histologiques du rein dans le diabète sucré. Arch. physiol. norm. et part., 1887.

(3) INGLESSIS. *Le rein dans ses rapports avec le diabète*, 1889 (Travail du laboratoire du prof. Cornil).

(4) LANCERAUX. *Le diabète maigre :* ses symptômes, son évolution, son pronostic, et son traitement, ses rapports avec les altérations du pancréas, étude comparative du diabète maigre et du diabète gras, coup d'œil rétrospectif sur les diabètes. *Union médicale*, février 1880, 162 et 205.

(5) HARDY. *Union médicale*, 1879, p. 1090

lorsqu'on a soin de se servir de la lumière au chlorure de sodium avec une pression de gaz considérable, l'appareil devient d'une sensibilité exquise et que *très facilement*, *très rapidement*, on a un dosage exact.

D'après le tableau D il y a quelquefois disparition entière du sucre, le plus souvent diminution considérable.

Quelle est la part du régime et de l'eau de Vichy dans ces résultats ? (1) L'observation 179 nous fournit la réponse : M. G. vient à Vichy le 1er août avec 226 grammes de sucre par vingt-quatre heures : sous l'influence du régime et de la médication de Vichy, le sucre tombe à 33 gr. 406 par vingt-quatre heures, le 16 août. Le 30 août il y a 40 gr. 51 par vingt-quatre heures ; le malade me confesse alors que les forces, la gaîté étant revenues à la suite de son traitement, il n'a plus suivi le régime depuis le 16 août. Malgré cela le sucre n'était remonté qu'à 40 gr. 51 au lieu de 226 gr.

Le diabète est sujet à rechûtes, il faut que le malade suive le régime spécial, même loin de Vichy : toutefois l'action de l'eau alcaline se fait sentir pendant longtemps encore après la cure. Elle permet au malade moins de rigueur dans son régime, surtout s'il a soin de boire de temps en temps quelques bouteilles d'eau de Vichy.

Il est des diabétiques réfractaires à l'eau de Vichy sans qu'on puisse en donner la raison.

Le diabète peut se guérir, mais surtout au début (Hardy), les soins doivent être précoces et constants. Au moment où on croit pouvoir permettre le régime alimentaire commun, il faut procéder prudemment. Un de mes malades (observ. no 176) même avec de l'eau de Vichy n'a jamais pu arriver à manger une grande quantité de féculents, sans voir apparaître le sucre dans ses urines ; il pouvait en manger une quantité notable, mais un peu moins que tout le monde. A voir le bel état de ce malade, en tenant compte de sa ténacité à suivre les prescriptions, je suis convaincu qu'il guérira de son diabète.

Il n'y a pas de source spéciale aux diabétiques à Vichy : Glax a démontré que l'eau chaude diminue la glycosurie, Lomikowsky que

(1) JACOUD. *Path. in* et *Dict. de méd. et de chirurg. prat.*, art. Diabète.
LÉCORCHÉ, *loc. cit.*
CANTANI, *loc. cit.*
DUHOMME. *Du régime alimentaire de la glycosurie. Bullet. thérapeut.* Paris, 1883.
ESBACH. *Diabète et croûte de pain. Bul. thérap.* 1883.
ARMINGAUD. *Des eaux et de l'hygiène preventive du diabète sucré.* Bordeaux, 1885.
DUJARDIN-BEAUMETZ. *Du régime alimentaire dans le diabète. Bull. thérap.* 1886.

le bicarbonate de soude empêche le glycogène de se transformer en sucre.

Bien avant de connaître ces recherches, les médecins de Vichy avaient reconnu que les sources chaudes, *Grande-Grille*, 43° ; etc., donnaient les meilleurs résultats. Cependant chez les diabétiques, débilités, âgés, l'eau arsenicale ferrugineuse de *Lardy* rend de grands services.

155. M. B..., 45 ans. — *Père probablement diabétique ; grandes inquiétudes, avant diabète.*

11 février 1885, 68 gr. 46 par litre; 25 avril 1886, 11 gr. 76 par litre. 1er *mai à Vichy.* 22 mai 1886, départ de Vichy : plus fort, moins de soif moins d'urine.

Revenu en 1887 ; va bien, fort peu de sucre.

156. M. A..., 59 ans. — Mère morte à 70 ans d'un cancer utérin. Père mort à 75 ans de vieillesse, avait eu trois attaques d'apoplexie.

A 40 ans, eczéma léger aux deux jambes; fort, vigoureux. Associé avec parent qui a perdu 15 millions. A la suite, grande altération.

Février 1886. 56 gr. de sucre par litre. A Vichy, le 12 mai 1886. Parti le 8 juin ; m'a écrit quelques jours après : 4 gr. de sucre par litre.

157. M. C..., 40 ans. — A la suite d'un voyage fatiguant, il y a six mois environ, *bronchite tenace*, pertes des forces, amaigrissement considérable.

Le 3 février 1886. On trouve du sucre dans les urines et de l'albumine (glycose 1 gr. 53 ; albumine 2 gr. 57 par litre).

Vichy, le 23 mai. *Au sommet droit* (1) : souffle bronchique, râles sous-crépitants, matité; expectoration abondante ; bacilles de Koch dans les crachats ; dyspepsie et grande faiblesse; foie de volume normal. *Urine*, sucre 90 gr. Albumine 1 gr. en vingt-quatre heures.

12 juin. Amélioration telle de l'état général, que le malade fait 6 à 7 kilom. par jour ; il monte rapidement l'escalier qu'il ne pouvait gravir que soutenu. La respiration se fait beaucoup mieux dans le sommet droit. Sucre, 5 gr. par jour traces d'albumine.

158 M. B..., 50 ans. — Père atteint de lithiase biliaire. Mère a 74 ans, mais a toujours eu estomac difficile.

En 1865, sciatique ; 1882 grandes douleurs à l'épigastre ; depuis 1881, *angine de poitri*ne de temps en temps. Il y a 13 mois, jambes et ventre enflés subitement ; depuis, pertes des forces, d'appétit.

(1) LECORCHÉ. *loc. cit.*

LECORCHÉ et TALAMON. *Du diabète sucré*, 1881.

BRÉCHEMINI. *Diabète, phtisie pulmonaire, gangrène sèche du gros orteil, calculs du pancreas (Progrès médical.* 1879).

Vichy, 23 juin. Foie de volume normal ; *ventre tendu*, pas d'ascite. Poumons sains ; athérôme ; cœur hypertrophié ; très amaigri, voix cassée, teint jaunâtre, pas d'appétit, et ce qui est ingéré ne passe pas. Sucre dans l'urine, un peu d'albumine.

13 juillet. Douleurs préaortiques ont disparu ; Appétit et digestions améliorés. Forces plus grandes « le malade se trouve beaucoup mieux, » mais la terminaison fatale n'est que reculée.

159. M. M..., 50 ans. — En mars 1886, on trouve 86 gr. de sucre par litre « *Avec bromure est arrivé à 0, mais à ce moment, il ne pouvait plus se tenir debout ; il dormait toute la journée.* »

Vichy, le 8 juillet. Sucre 50 gr. par litre.

29 juillet. Avant de venir ici, ne pouvait faire 100 mètres ; actuellement est debout depuis le matin jusqu'au soir ; soif disparue, activité générale réveillée ; se sent fort. Quinze jours après écrit : 4 gr. par litre de sucre trouvé à Nantes.

160. M. L..., 56 ans. — Très vigoureusement constitué. En 1882, on trouve 60 gr. de sucre par litre; fait une saison de Vichy en 1882, 83, 84 et 85.

Vichy, le 19 juillet. Foie un peu plus gros. *Estomac très dilaté, bonnes digestions* ; un peu de sucre, 3 gr.

14 août. Plus fort ; foie de volume presque normal ; Forces plus grandes. Pas de sucre.

161. M. G..., 42 ans (marbrier). — Au mois d'avril 1886, quinze litres d'urines par 24 heures. Amaigrissement très rapide.

Vichy, le 19 juillet. Grande quantité de sucre par litre et huit litres par jour ; foie plutôt un peu diminué.

22 juillet. 166 gr. de sucre par jour.

9 août. 90 gr. de sucre par jour. « Les jambes sont encore faibles ; de temps en temps la tête s'embrouille, mais bien moins qu'au début de la cure. « Il reste encore quelque petite chose » dit le malade.

162. Mme P..., 42 ans. Sucre dans l'urine depuis un an ; avant pas de soif, depuis *amaigrissement rapide*. Migraineuse dans jeunesse ; obèse avant diabète.

Vichy, le 20 juillet. Femme amaigrie, fatiguée, grande quantité de sucre ; 250 gr. par jour.

6 août. Forces reviennent; peut marcher et se promener sans être si fatiguée; appétit et digestions bonnes, mais urine en abondance, quoique beaucoup moins qu'avant la saison. 120 gr. de sucre par jour.

163. Mme C..., 50 ans. — Diabétique depuis trois ans, *cancer du sein* depuis six mois. Au 1er juillet 1886, 71 gr. de sucre par litre d'urine.

A Vichy, le 23 juillet. 51 gr. de sucre par litre ; plusieurs litres d'urine par jour.

17 août. 170 gr. en vingt-quatre heures.
23 août. 125 gr. en vingt-quatre heures.

Au moment de quitter Vichy, Mme C. est plus forte, marche sans fatigue. Les élancements qu'elle ressentait dans son sein malade avant de venir à Vichy ont disparu, mais la tumeur est restée la même. La mort est inévitable, parce que la grande quantité de sucre rend l'ablation du cancer impossible.

164. M. D..., 42 ans. — A Vichy, le 21 août. Venu pour dyspepsie ; foie gros et fatigue habituelle. Je découvre sucre dans urine, 4 gr. par litre.

9 septembre. Disparition du sucre ; foie revenu à volume normal. Digère bien.

165. M. B..., 68 ans. — Diabétique depuis vingt ans. Client habituel de Vichy ; ne voit pas de médecin ici. Il y a deux mois, ascite survenue sans souffrance.

Vient à Vichy le 18 août. Me fait appeler le 26. Œdème des deux membres inférieurs jusqu'au mollet ; ascite considérable ; ventre tendu, d'une sensibilité excessive. Pas de chaleur à la main ; pas de fièvre. Facies rouge brique, veinosités comme dans cirrhose atrophique ; quelques râles aux deux bases.

4 septembre. Vient me voir : tout est mieux, puisqu'il peut marcher ; aujourd'hui, a bien déjeuné ; il reste encore de l'ascite et de l'œdème, mais diminués. Quittera Vichy demain.

166. Mme B..., 65 ans. — Diabète depuis trois ans, mais la maladie n'a été reconnue que depuis quatre mois.

Vichy, 1er septembre. Sucre, 129 gr. 80 par jour.

29 septembre. 50 gr. par jour. Marche mieux, est plus forte.

167. M. B..., 65 ans. — Grand-père maternel très goutteux, mort à 83 ans. Mère très variqueuse, très forte.

Père rhumatisant, mort d'affection du cœur.

Migraines très violentes dans jeunesse.

En 1878, sucre dans l'urine, constaté à l'occasion d'une blessure, 70 gr. par litre. Après saison de Vichy, à peine traces de sucre ; goutte atonique.

20 juillet. 78 k. Sucre, 0.

Pas du tout fatigué ; foie reste volumineux, quoique moins gros, il déborde de trois travers de doigts les fausses côtes. Tout le ventre est souple et indolore

En 1887, une colique néphrétique.

Sucre revenu depuis quelques mois. Les acides (vin nouveau) font augmenter très vite le sucre.

A Vichy, 1er juin. 40 grammes 58 de sucre par vingt-quatre heures ; 30 gr. 36 d'urée.

Poids : 82 k. 200

15 juin. 27 gr. 92 de sucre ; 33 gr. d'urée.

19 juin. 12 gr. de sucre ; 2 gr. d'urée. Poids : 82 k. 300.
Forces plus grandes, marche mieux.

168. M. L..., 68 ans. — Diabétique depuis 15 à 17 ans.
Vient à Vichy depuis 12 ans.

A Vichy, le 1er juin. 198 gr. de sucre par vingt-quatre heures.

Vu seulement le 14 juin. Foie déborde les fausses côtes de un travers de doigt.
La gorge est enflammée ; les gencives un peu boursouflées, saignantes ; tristesse,
dépression, grande faiblesse. Disparition du réflexe rotulien (1).

22 juin. 87 gr. 057 de sucre par 24 heures ; 2 litres 300 gr. d'urine.

28 juin. 38 gr. de sucre par 24 heures et 2 litres 300 gr. d'urine.

Plus fort, plus gai ; reflèxe rotulien normal.

169. Mme T..., 65 ans. — Père très vigoureux. Mère avait une affection
du foie ; morte à 82 ans.

Diabétique depuis cinq ans. Régime et médications diverses depuis ce moment. En décembre 1886, clous ; deux mois après, anthrax de la cuisse gauche ;
à la suite, troubles digestifs, diarrhée, vomissements incoercibles. Dix jours
avant de venir à Vichy, elle était encore très malade.

A Vichy, le 19 juin. Cœur, poumons, foie normaux. On sent dans le ventre
de petites masses qui roulent sous la main : Mme C... les a depuis une péri-
tonite ancienne.

Poids : 77 k. Il y a quatre ans pesait 104 k. Sucre, 4 gr. par litre.

9 juillet. Infiniment plus forte, va bien ; les digestions se font régulièrement.
Poids : 78 k. 500.

170. Mme M..., 60 ans. — Une sœur qui a des coliques hépatiques.
Excessivement nerveuse ; diabète reconnu depuis un an.

A Vichy. le 23 juin. 45 gr. 90 de sucre par litre. Un peu d'albumine non
rétractile ; râles fins sous crépitants à la base pulmonaire droite en arrière.

15 juillet. 3 gr. de sucre par litre. Albumine 0.

Respiration à la base droite se fait mieux, moins de râles. Etat général bon.

171. M. l'abbé S..., 57 ans. — Diabétique reconnu depuis quatre ans ; mais
fatigué depuis quinze ans.

---

(1) BOUCHARD. Loc. cit.

DREYFOUSF. Pathogénie et accidents nerveux du diabète sucré, The agreg. 1883.

De l'examen du réflèxe rotulien chez les glycosuriques. Revue de méd. 86 p. 1028-34.

BROWN : Absence of pa tellar-tendon reflexe in diabète. Brit M. J. London, 1887,
p. 353.

REYGNIER. Bulletin soc. chirur. 1887. Reflèxe rotulien chez les diabétiques

KIRMISSON   »   »   »   »   »   »

A Vichy, le 1er juillet. Est fatigué, surtout incommodé par une grande transpiration ; foie un peu gros : un travers de doigt au dessous des fausses côtes. Poids : 95 k. 45 gr. 177 de sucre par litre.

15 juillet. Va bien, transpire moins, est plus fort. Poids : 96 kil. 50.

8 gr. de sucre par litre : a mangé des fraises, des carottes.

172. M. C..., 43 ans. - Reconnu diabétique depuis un an. 50 gr. de sucre par litre.

Toujours envie de dormir ; jambes se fatiguent rapidement ; mouche souvent du sang. A pris du bromure, de l'arsenic et de l'eau de Vichy.

A Vichy, le 1er juillet. *Foie énorme*, déborde les fausses côtes de quatre travers de doigts, sur la ligne axilliaire, il donne une matité de 20 c. Ventre tendu, sensible à la percussion. Rate normale.

Poids : 78 k. Sucre, 6 gr. par litre et 11 gr. par vingt-quatre heures.

20 juillet 1878. Pas trop de fatigue : Foie reste volumineux quoique moins gros ; il déborde, de trois travers de doigt, les fausses côtes. Tout le ventre est souple et indolore.

173. M. M... — Depuis le mois de mars il s'est formé un abcès sous la plante du pied droit, qui donne beaucoup de suppuration.

A Vichy, le 1er juillet. Véritable phlegmon de toute la plante du pied ; suppuration abondante d'un liquide sanguinolent. Sucre 90 par litre. Le malade a fait un voyage fatigant.

15 juillet. Sucre, 40 gr. par litre. Deux fois j'ai été obligé de réprimer d'énormes bourgeons avec le fer rouge (anesthésie locale avec la cocaïne), qui venaient faire un champignon sur la plaie du gros orteil. Le 20, légère rougeur vers les malléoles ; je fais partir le malade précipitamment.

(On avait commis une grave imprudence, en envoyant ce malade à Vichy sans avis du médecin ; forcé de le garder pour le laisser reposer de son voyage, j'ai tenté de lui être utile, contre toute espérance.

174. M. B..., 60 ans. — Diabète reconnu depuis treize mois, lors de cataracte. Opéré par Chibret ; résultat excellent.

A Vichy, le 13 juillet. 8 gr. 053 de sucre par jour. Ne reste que douze jours : revient en septembre, reste du 2 au 13 septembre ; lorsqu'il part : 0,80 centig. de sucre par jour. Beaucoup plus fort.

175. M. C..., 44 ans. — Diabète reconnu depuis dix ans, mais l'était six ans avant.

Vient à Vichy depuis huit ans. M'a fait appeler à l'occasion d'une plaie faite en se coupant un cors.

6 juillet. Foie un peu plus gros.

Poids : 110 k. Sucre, 60 gr. par litre.

20 juillet. Sucre 15 gr.

176. M. L... — A continué à se porter bien (voir n° 160).
A Vichy, le 17 juillet. Sucre, 2 gr. par litre ; urée 37 gr. 70.
23 août. Sucre, 0. Urée 35 gr. 32.

177. M. M..., 62 ans. — Père mort de la pierre à 76 ans.·
Gravelle ordinaire ; coliques néphrétiques il y a cinq ans.
En 1877, on constate un peu de sucre dans l'urine ; il augmente très lentement se modifie bien sous l'influence des divers traitements. Plusieurs saisons à Con-trexéville, à Vichy, et l'an passé à Carlsbad.
A Vichy, le 11 juillet. Sucre, 101 gr. 57 par 24 heures. Urine 2 litres 350 gr. Urée 35 gr. 69 par vingt-quatre heures. Albumine, nuage assez prononcé.
2 août. Sucre 0. Urée 32 gr. 81. Albumine en quantité moitié moindre. Urine 1700 gr. Poids : 86 k. Pression 23 1 2.

178. M. C..., 48 ans. — Père mort d'une hémorrhagie cérébrale à 48 ans. Vigoureusement constitué ; diabète reconnu depuis un an.
A Vichy, le 27 juillet. Foie déborde les fausses côtes de quatre travers de doigts ; Emphysème léger : quelques accès d'asthme ; estomac très dilaté, ventre tendu ; plaie au cou-de-pied gauche ; aspect vineux ; gonflement du coup-de-pied droit.
28 juillet. Sucre 16 gr. 409 par 24 heures. 1600 gr, d'urine. Urée 28 gr. 10.
18 août. Sucre 0. Urée 30 gr. 84. k. 500.
Le foie se termine tout d'un coup au niveau de la ligne médiane, remonte directement à l'appendice xiphoïde, qu'il déborde de trois travers de doigts , de là, il s'étend à droite, et déborde les fausses côtes de deux travers de doigt.

179. M. G.. , 42 ans. — Syphilis à 42 ans ; rhumatisant. Quatre saisons à Aix. Accès de goutte en 1884 ; Depuis, trois autres accès. Diabète depuis un an ; grandes faiblesse des reins ; soif constante, cerveau fatigué.
A Vichy, le 1er août 1887. Foie un peu plus gros ; râles sous-crépitants très superficiels, aux deux bases.
Sucre 226 gr. par 24 heures ; urines 2 k. 760 gr. ; urée 28 gr. 17 ; pas d'albumine. Poids : 85 k. 500.
16 août. Sucre 33 gr. 405 en vingt-quatre heures ; urines 1 k. 800 gr. ; urée, 30 gr. 70.
30 août. Sucre 40 gr. 51 ; urines 2 kilos 100 gr.; urée 30 gr. 50. Poids : 87 kilos 800.
M. G... n'a plus suivi son régime depuis le 16 août : il mangeait des fraises, des carottes, etc.; aussi le sucre a un peu augmenté. Malgré cela, il quitte Vichy dans des conditions bien différentes de son arrivée. La soif a disparu entièrement ; il sent que son cerveau n'est plus endormi ; il est beaucoup plus fort, surtout depuis dix jours. La respiration est parfaite : on trouve à peine quelques râles, frottements à la base gauche.

180. Mme S..., 70 ans. — Diabétique depuis quinze ans ; reconnu depuis trois ans seulement.

A Vichy, le 2 septembre. Sucre 70 gr. par litre.

20 septembre. Sucre 6 gr. par litre. Veut partir parce qu'elle se trouve bien : sa tête ne l'abandonne plus (?).

181. M. F..., 67 ans. — Diabète reconnu depuis le 1er septembre ; existe depuis six mois ; vigoureusement constitué. Rhumatisant ; un oncle et un cousin germain morts diabétiques. 76 k. 200.

A Vichy, le 6 septembre. Sucre 90 gr. par jour. 25 octobre, 1 gr. 09 par jour. Le gaité et les forces sont revenues. 79 k. 100.

Au 20 mars 1888, la quantité de sucre n'est que de 2 gr. par vingt-quatre heures.

182. M. H..., 55 ans. — Envies de boire depuis un an ; diabète léger.

A Vichy, le 17 août. Foie un peu plus gros.

6 septembre. Foie parait normal : donc il a un peu diminué ; dort bien, appétit très développé. Est beaucoup plus fort.

17 août. Poids : 93 k. 700 gr.; urée 38 gr. 4 en vingt-quatre heures ; sucre 3 gr. par vingt-quatre heures ; urobiline en petite quantité.

6 septembre. Poids : 94 k. 200 ; urée 36 gr. 58 en vingt-quatre heures ; sucre 0 ; urobiline 0.

GOUTTE

« Je croyais autrefois, et j'ai même écrit il y a plus de vingt ans, que les eaux de Vichy ne convenaient pas dans le traitement de la goutte. Aujourd'hui, éclairé par les nombreux faits cliniques que M. Petit a recueillis et que j'ai vérifiés, je n'hésite pas à déclarer que, issu d'un père qui a succombé à la goutte et ayant un frère goutteux qui s'est très bien trouvé des eaux de Vichy, je m'empresserai d'avoir recours à ce moyen curatif, si cette maladie héréditaire vient me saisir. Les probabilités de succès qu'offrent les eaux de Vichy et les boissons alcalines dans le traitement de la goutte articulaire, ont été fixées sur un nombre assez grand d'observations. A la vérité cet agent thérapeutique ne réussit pas toujours également bien, même dans des cas en apparence semblables ; on ne doit pas en espérer des effets tellement constants, qu'ils ne souffrent exception, avantage que ne présentent même pas les remèdes dits spécifiques ; néanmoins les eaux de Vichy, non-seulement peuvent être avantageusement employées contre la goutte articulaire, mais même elles doivent être préférées par la facilité de leur administration et leur peu d'inconvénients, aux autres remèdes arthritiques. »

Telles sont les expressions dont s'est servi Patissier dans son *Rapport sur l'emploi des eaux minérales de Vichy dans le traitement de la goutte*, à l'Académie de Médecine, rapport qui eut un retentissement immense, en raison des polémiques soulevées par les travaux de Petit sur cette question. La plupart des médecins (1) ne partagent pas entièrement les idées de Petit sur la goutte. A côté de l'acide urique ils voient autre chose dans la goutte ; la disposition spéciale de l'acide urique à ne pas se dissoudre et un état particulier de l'organisme.

« La preuve (2) que l'exagération de formation d'acide urique est insuffisante pour expliquer la goutte, c'est qu'on n'observe pas l'apparition de la goutte dans la leucocythémie, dans la cirrhose, maladies qui élaborent pendant un temps considérable des quantités d'acide urique bien supérieures à la totalité de ce qu'on peut rencontrer dans l'organisme d'un goutteux et dans la totalité de sa sécrétion urinaire (3).

« Si vous voulez être utiles aux goutteux, il faut que vous soyez persuadés, et que vous arriviez à les persuader que *le seul traitement utile est le traitememt de la diathèse*, dit Bouchard (4).

Il est certain que les eaux de Vichy visent les deux éléments de la goutte, l'uricémie et la diathèse. Elles font disparaître l'acide urique et diminuent la tendance de l'organisme à en faire, en activant la nutrition. Tous les médecins reconnaissent que la cure de Vichy rend les accès moins intenses et moins fréquents, améliore les fonctions digestives si souvent défectueuses chez les goutteux, combat très avantageusement la congestion hépatique également fréquente (Luton) et modifie souvent d'une manière durable l'uricémie.

Les goutteux, forts, vigoureux, supportent l'eau de Vichy d'une manière étonnante. Petit commençait toujours par cinq à six verres et augmentait de manière à atteindre douze à quinze verres. Chez quelques malades il portait cette dose à vingt-cinq verres par jour. Il

(1) RENDU. Art. Goutte, *Dict. encyclopédique.*

BOUCHARD. *Loc. cit.*

LÉCORCHÉ. *Traité thérapeutique de la goutte.* Paris, 1884.

JACCOUD. Art. Goutte, *Dictionnaire de médecine et de chirurgie pratique.*

(2) BOUCHARD. *Maladie par ralentissement de la nutrition*, p. 305.

(3) Sans vouloir en tirer un enseignement, je cite le fait suivant : Un homme excessivement vigoureux, de race non goutteuse, acquiert la goutte par suite de sa manière de vivre et il meurt, à 51 ans, de leucocythémie vérifiée par l'examen du sang.

(4) BOUCHARD. *Maladie par ralentissement de la nutrition*, p. 311.

cite quelques uns de ses malades qui ont dépassé ses prescriptions et qui buvaient jusqu'à cinquante verres par jour. Les observations qu'il rapporte sont bien faites pour dissiper les craintes au sujet de l'usage de l'eau de Vichy chez les goutteux. Malgré cela je n'ai jamais donné plus de six verres d'eau de 240 gr. chacun, à mes goutteux.

C'est une question à étudier ; avec de la prudence et des précautions on parviendrait à être très utile aux malades en résolvant cet question de la quantité d'eau nécessaire, suivant les cas. On admet que la goutte atonique à accès subaigus ou sans accès bien francs est moins bien modifiée par l'eau de Vichy ; en tout cas, elle demande à être traitée avec plus de ménagements. Elle en bénéficie surtout dans les cas où les fonctions digestives sont altérées. « C'est une médication, dit Bouchard qui doit être maniée avec délicatesse, dont on ne doit pas faire abus, qu'on ne prescrira pas aux cachectiques, ni aux vieillards, qui doit être interdite dans la goutte atonique, mais qui, chez les hommes encore jeunes, robustes, affectés de gravelle ou même de goutte avec dys-pepsie, donne souvent d'excellents résultats. »

183. M. P..., 38 ans. Douleurs de goutte dans les orteils remontant à six ans; depuis, presque chaque année, crise de goutte qui dure un mois.
Saison de vingt jours sans incident.

184. M. P..., 59 ans. En 1870, eczéma de la face du cou et de la tête ; en 1873, coliques hépatiques, en 1877, première attaque de goutte, depuis, elle s'est répétée deux ou trois fois par an, pendant quatre ou cinq jours. Urines habi-tuellement chargées de sable rouge.
A Vichy, le 9 juillet : cœur et foie normaux. Un peu d'emphysème pulmo-naire généralisé. Dépôt goutteux aux deux orteils. Poids, 77 k. 800.
28 juillet. Marche beaucoup mieux qu'avant la cure, les pieds semblent plus souples. Forces plus grandes. 77 k. 800.

185. M. P..., 40 ans. Père migraineux mort diabétique.
M. P... est très fortement constitué, tophus dans les deux orteils. Accès de goutte chaque année.
Vichy, le 23 juillet : foie plus gros. Dilatation de l'estomac.
Accès de goutte léger, trois jours ; a gêné marche pendant sept jours, parti le 16 août.

186. M. G..., 50 ans. Accès de goutte aux orteils depuis deux ans. Légers tophus dans les oreilles.
A Vichy, du 1er août au 22 août : Vers le dixième jour du traitement, sensi-bilité plus grande dans les orteils qui a disparu après quatre jours.

GRAVELLE

Dans les premiers jours de la cure les sujets atteints de gravelle voient leurs urines charrier du sable en plus grande abondance que d'ordinaire ; puis elles deviennent plus claires et tout à fait transparentes. Sous l'influence de la cure les crises de coliques néphrétiques diminuent d'intensité, s'espacent davantage et disparaissent.

Dans la gravelle urique, les résultats sont constamment excellents ; ils sont moins prompts à se faire dans les autres gravelles: gravelle phosphatique, oxalique, etc...

On a dit que l'eau de Vichy empêchait la formation des calculs et qu'elle pouvait les dissoudre, des recherches commencées pour vérifier cette assertion ne me permettent pas de la partager.

L'eau de Vichy ne dissout pas les calculs, elle dissout le mucus qui unit les petits graviers entre eux ; elle permet ainsi l'élimination sans douleur de graviers qui auraient été dangereux : elle supprime les conditions de formation des sables et des calculs urinaires, mais elle ne les dissout pas. Nous avons vu un cas de catharre vésical, non cité dans nos observations, qui s'est bien modifié sous l'influence de l'eau de Vichy.

LITHIASE URINAIRE

187. M. de L..., 36 ans. — Gravelle depuis deux ans, mais légère ; jamais de coliques néphrétiques.

A Vichy du 27 septembre au 12 novembre 1886. Urines parfaitement claires.

188. M. C .., 42 ans. — Hémoptysie à vingt-et-un ans. Coliques néphrétiques à vingt-huit ans. Depuis deux ou trois ans les coliques néphrétiques sont peu douloureuses. Les urines, chargées de sable pendant les crises, sont limpides pendant l'intervalle.

Tousse ; chaque matin une quinte de toux de sept à huit minutes, expectorations abondantes. Palpitations fréquentes. Irrégularités, faux pas du pouls.

A Vichy le 1er juillet 1887. Sommet droit emphysémateux. Frottements fins à la base droite en arrière. Foie dépasse les fausses-côtes d'un travers de doigts. Les bruits du cœur sont sourds, voilés, remplacés par un murmure qui semble dû au bruit musculaire de la paroi thoracique.

Poids 79 k. 050.

22 juillet. Le malade tousse moins qu'à son arrivée, il n'a plus de quintes. Il sue beaucoup moins, il est plus fort.

Poids 79 k. 600.

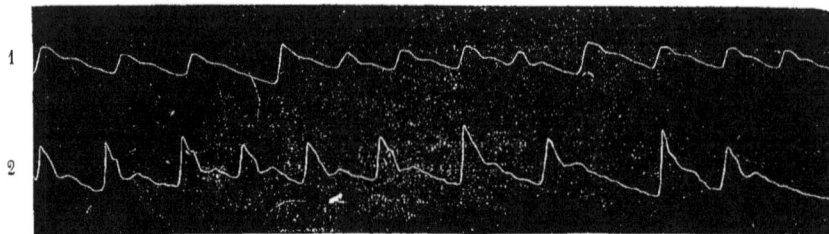

Tracés du pouls : 1. Avant la cure : 2. Après la cure.

189. M. H..., 32 ans. — A vingt-un ans, coliques néphrétiques très fortes. Cures à Vichy les ont fait disparaître.

Vichy du 13 juillet au 7 août, cure sans incident. Augmentation de 3 kilog.

190. M. E. M..., 34 ans. — Colique néphrétique remontant à six mois, pendant trois jours.

A Vichy du 27 juillet au 30 août. M. M... a pris à Vichy un appétit féroce, il digère bien tandis qu'il digérait mal. Il est beaucoup plus fort.

191. Mme K..., 53 ans. — Coliques néphrétiques depuis cinq ans. Rhumatissante, dyspeptique ; vomit souvent.

A Vichy du 12 août au 27 septembre. La dyspepsie ne s'est amendée que depuis peu, mais elle est forcée de partir.

192. S. don S... — Sable dans les urines. Coliques néphrétiques depuis deux ans. Fréquemment des douleurs dans les reins.

A Vichy du 26 août au 7 septembre. Amélioration des urines, disparition du sable et des douleurs de reins. Appétit meilleur. Forces plus grandes.

ALBUMINURIE

Nous avons eu à soigner quelques cas d'albuminurie de nature très variable : dans l'observation 114, elle compliquait une lithiase biliaire ; dans les observations 157, 170, 177, elle compliquait le diabète.

Enfin dans l'observation 193, elle était la seule raison de l'envoi du malade à Vichy. Ce malade m'a paru atteint de néphrite interstitielle. Sous l'influence de la cure, l'état général s'est relevé, l'albuminerie a disparu pendant trois semaines.

L'albuminerie demande beaucoup de soin de la part du médecin, et de docilité de la part du malade. Pour éviter la congestion rénale et arriver à la dose nécessaire, il faut examiner les urines de chaque matin. Dans l'observation qui suit, le résultat a dépassé mon attente ; les forces se sont relevées, la céphalalgie, si fréquente, a disparu, et le poids a augmenté de 1300 grammes.

193. M. F..., 45 ans. — Albuminurie depuis deux ans. Régime lacté a été bien suivi et a fait grand bien.

A Vichy le 7 juin. Bruit de galop très net. Foie un peu volumineux.

Albumine en petite quantité.

De temps en temps un faux pas du pouls ; pression, 16.

Poids 88 k. 700.

27 juin. Pas de bruit de galop, mais il y a des faux pas du cœur.

Pendant vingt-un jours le malade est resté sans albumine. Le 22 juin elle a reparu dans l'urine du matin.

Au départ, le 27, il y a un nuage fort léger. Pression 19.

« Le malade est beaucoup plus fort, les jambes surtout sont dans des conditions bien meilleures. »

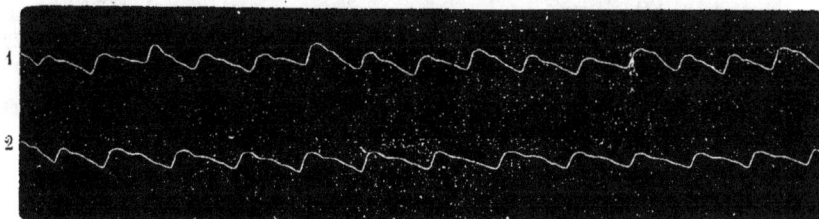

Tracés du pouls: 1. Avant la cure: 2. Après la cure.

AFFECTIONS DU CŒUR

194. M. G..., 51 ans. — Vient à Vichy depuis cinq ans. Chaque fois la cure thermale lui rend l'appétit, facilite ses digestions et lui donne des forces. Il prend habituellement un verre et demi par jour de la *Grande-Grille*. Au moindre froid, cette année, phénomène du doigt mort : parfois tous les doigts deviennent blancs

et insensibles (1). Pour que la couleur normale et la sensibilité reviennent, il faut de la chaleur pendant une demi-heure en hiver, cinq minutes en été. Le simple toucher de l'eau produit le phénomène ; les doigts deviennent bleus avant de revenir à leur couleur habituelle.

Digestions lentes et pénibles. Renvois gazeux, souvent acides.

A Vichy, le 6 juillet : Langue chargée, pouls régulier, pression 21 1/4. Le foie déborde des fausses-côtes d'un travers et demi de doigt. *Cœur gauche hypertrophié, souffle systolique extrêmement fort à la pointe.* Lors de douleur au cœur une compresse imbibée d'alcool sur le cœur soulage beaucoup.

Poids 52 k. 200.

14 Juillet : Se sent bien ; comparativement aux autres années, se sent beaucoup mieux. Il ne buvait qu'à la *Grande-Grille*, se trouvait fatigué le quatrième ou cinquième jour et était obligé de cesser ; or, actuellement, il se sent bien. Pression 21 1/2.

Poids 52 k. 300.

195. M. l'abbé P..., 50 ans. — Jambes ont commencé à enfler il y a cinq ans. Bien constitué. Toujours la respiration courte. Jamais bon appétit.

A Vichy, le 23 juillet : On ne trouve qu'un roulement présystolique à la pointe. Pression 15.

10 août. Cœur plus énergique. Pression 18.

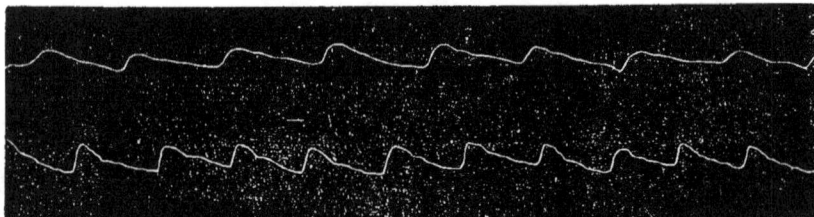

Tracés du pouls : 1 Avant la cure ; 2. Après la cure

196. Mme. B..., 44 ans. — Grand'mère emphysémateuse et asthmatique. Mère rhumatisante.

Malade de l'estomac depuis l'enfance. Coliques néphrétiques à quarante-deux ans.

Vient à Vichy depuis six ans à cause de sa dyspepsie ; elle digère mieux pendant qu'elle est à Vichy, se porte mieux, mais l'amélioration dure peu.

2 août. Foie est plus gros, mais il est difficile de le délimiter en raison de la sensibilité exagérée de tout le ventre.

(1) Phénomène décrit par le professeur Dieulafoy comme signe du mal de Bright. Voir la thèse de son élève, le docteur Soyer, Paris, 1885.

Insuffisance mitrale. (Souffle systolique à la pointe, intense, se propageant dans l'aisselle). Intermittences cardiaques. Pression 15.

10 août. Pression 17 1|2. Se trouve mieux ; digère bien.

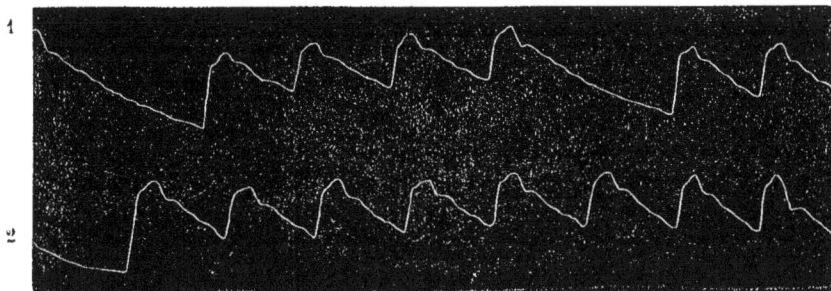

Tracés du pouls : 1. Avant la cure ; 2. Après la cure

197. M. R..., 30 ans. — Insuffisance mitrale énorme. *Diarrhée* depuis un mois qui le fatigue, car autrement « n'est pas malade. »

Vichy, 10 au 24 août. Une seule selle par jour ; disparition de la sensibilité du ventre, de la palpation et des douleurs spontanées. Forces plus grandes.

198. Mme B..., 45 ans. — A Vichy, du 20 août au 30 septembre. Venue pour accompagner un malade ; digestions parfois pénibles ; rhumatisante. Rétrécissement aortique.

A fait une cure spéciale. La dyspepsie disparaît. Le cœur lui-même est plus fort, ainsi qu'en témoigne le tracé n° 2, pris après la cure.

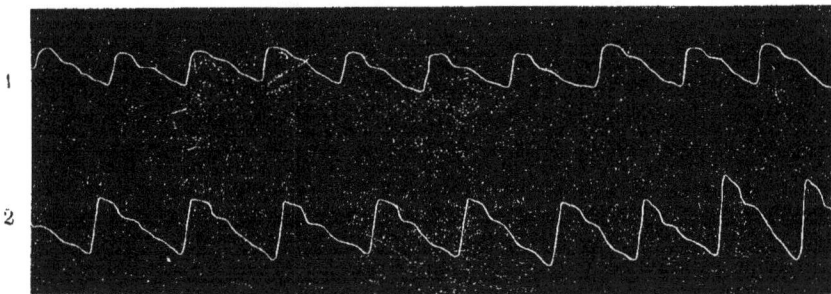

Tracés du pouls : 1. Avant la cure ; 2. Après la cure

BAINS MINÉRAUX
BACTÉRIES DES SOURCES MINÉRALES DE VICHY

Le traitement de Vichy consiste essentiellement dans l'usage de l'eau minérale bue aux sources, dans les bains et les douches minérales. L'hydrothérapie est très richement représentée ici : en dehors des installations qui existent dans les établissements de la Compagnie fermière, il y a les établissements Lardy et Larbaud, et divers établissements hydrothérapiques.

Il en résulte que le médecin instruit dispose, à Vichy, de tous les moyens de guérir, représentés par les diverses applications de l'eau. Ce sont des ressources précieuses et qui nous rendent les plus grands services. Je crois cependant devoir étudier seulement les bains minéraux à un point de vue nouveau et les bactéries contenues dans les sources de la *Grande-Grille* et de l'*Hôpital*. L'étude des bactéries que j'ai découvertes dans les sources minérales de Vichy a fait l'objet d'une communication à l'Académie de médecine, dans la séance du 3 avril 1888.

BAINS D'EAU MINERALE

Les bains minéraux de Vichy sont donnés, au Grand-Etablissement, avec le mélange obtenu pas les eaux du *Puits-Carré*, de la *Grande-Grille* et de *Mesdames*. Le *Puits-Carré* et la *Grande-Grille* fournissent une quantité d'eau telle, que l'apport de la source *Mesdames* peut être négligé. Aux bains dits de l'*Hôpital*, il n'y a que l'eau fournie par la source de ce nom.

La contenance moyenne des baignoires est de 300 litres : il en résulte que dans un bain minéral d'eau de Vichy, il y a les principes suivants :

Bicarbonate de soude...........	1.500 grammes	
» potasse.........	105	»
» magnésie.......	91	»
» strontiane.......	1 gr. 2.	
, chaux...........	130	»
Protoxyde de fer.............	1 gr. 2.	
Sulfure de Soude.............	87	»
Phosphate de soude...........	4	»
Arseniate de soude...........	0 gr. 75	
Chlorure de sodium...........	16	»
Silice.......................	21	»
Total.......	1.957 gr. 15	

La quantité des éléments minéralisateurs est donc énorme ; cette condition a déterminé à faire ajouter de l'eau simple, la moitié, à l'eau minérale du bain. Mais toutes les fois que le médecin le prescrit, on ne met que de l'eau minérale dans le bain. Tous les médecins de Vichy ont remarqué que l'usage des bains minéraux augmente beaucoup l'action curative de l'eau ingérée. Mon excellent confrère, le Dr Sénac, m'a cité des faits d'amélioration manifeste de lithiase biliaire, rien que par l'usage des bains minéraux. Pour ma part, je suis persuadé qu'ils agissent très efficacement et très favorablement, si on se donne la peine de les faire prendre aux malades à la température, et pendant une durée en rapport avec leur affection et leurs forces.

On sait qu'avant de prendre un bain il est utile de faire un léger exercice, sans le porter jusqu'à la sueur ni jusqu'à la fatigue. Avant de se mettre dans le bain, il faut vérifier sa température. Après le bain il faut faire un exercice modéré (inutile de se mettre au lit), attendre une demi-heure avant de se mettre à table. Au sortir du bain minéral à 34°, on se sent plus léger, plus fort, plus vigoureux : le pouls devient plein, la respiration grande et facile ; une chaleur particulière se répand sur toute la surface du corps. Ce bain excite l'appétit, active les digestions et procure un sommeil calme. On a remarqué cependant que les bains d'eau minérale pure déterminaient facilement de l'excitation et de l'insomnie chez les sujets nerveux.

Si on a besoin de faire prendre le bain minéral à une température plus élevée que 34°, il faut se rappeler que les effets du bain chaud sont différents, suivant le temps pendant lequel on le prend. Si la sudation n'est pas trop grande avant de sortir, il a une action tonique ; s'il est prolongé il est débilitant.

Mais je ne veux pas insister, ni sur les effets produits par les bains, ni sur les précautions à prendre pour en obtenir de bons résultats ; c'est un sujet connu, étudié et établi. Il me semble qu'il est plus intéressant de rechercher comment et pourquoi les bains minéraux agissent.

MODES D'ACTION DES BAINS MINÉRAUX DE VICHY

Les bains d'eau minérale de Vichy agissent de deux manières.

1° Par la pénétration dans le sang d'une certaine quantité de leurs principes minéralisateurs.

2° Par une modification particulière du système nerveux de la peau et par suite, du système nerveux général.

HISTORIQUE

Haller (1) avait déclaré que l'eau pompait l'eau des bains ; que dans cette circonstance le poids du corps augmentait et que l'humidité d'un air chargé de vapeur s'imbibait par la surface du corps. Pendant longtemps cette assertion fut acceptée comme vraie.

(1) HALLER. *Elémenta physiologiœ*, t. V, p. 89 et 90.

Seguin (1) voulut la vérifier. Il conclut : 1° que dans aucune circonstance nous n'augmentons de poids pendant notre séjour dans l'eau ; 2° que nous perdons alors un peu moins que lorsque nous nous trouvons dans l'air atmosphérique. Les causes de cette différence sont la moindre transpiration cutanée et pulmonaire. Quant aux substances dissoutes dans l'eau elles ne traversent pas la peau saine. Peu après, *W. Edwards* (2) démontre que la transsudation de l'eau a lieu même à la température froide. Or, comme la diminution du poids dans le bain de Seguin n'avait pas excédé celle qui résulte de la transpiration pulmonaire ; il en conclut que la peau avait réellement absorbé de l'eau.

Westrumb (3) plonge les bras dans des bains contenant de l'hydro-cyanate de potasse, du sel de nitre, du musc, de la rhubarbe. La rhu-barbe est décelée dans l'urine, le musc dans l'air exalé par les poumons. *Homolle* (4) ne peut déceler dans l'urine la présence des sels dissous dans le bain ; mais il admet la pénétration de l'eau du bain parce que l'urine perd de sa densité. Après un bain à 34° ou 35°, pendant une heure, l'urine dont la densité était 1025, n'avait, en moyenne, après le bain que 1005. Cela semble répondre à la pénétration de 400 gr. d'eau. En outre l'urine devient alcaline. *Duriau* (5) admet l'absorption de l'eau dans un bain dont la température est au-dessous de la ligne thér-mique (quelques degrés au-dessous de 37°).

Mais les réactifs ne décèlent pas la présence, dans l'urine émise après le bain, des sels dissous dans son eau. On observe aucun des symp-tômes produits par ces substances.

En pesant ses sujets il trouve que dans un bain de 22° à 25°, la peau absorbe en moyenne 16 gr. en 15 minutes, 33 gr. en 45 et 45 grammes en 1 h. 15. Au reste, Turrie, Gerhard, Young (6) ont vu tantôt une augmentation, tantôt une diminution du poids du corps après le bain. Madden (7) constate une augmentation de poids variant de 4 à

(1) SEGUIN. *Mémoire sur les vaisseaux absorbants*, lu à l'Académie des Sciences, le 3 mars 1792. *Ann. de chim. et de phys.*, Paris 1884, t. XC, p. 185 et t. XCII, p. 46.)

(2) W. EDWARDS. *De l'influence des agents physiques sur la vie*, p. 349, 1824.

(3) WESTRUMB. *Journal complém.*, t. XVI, 1823 et *Journal des progrès*, t. XI, 1828, p. 13.

(4) HOMOLLE. *Union médicale*, t. VII, 1853.

(5) DURIAU. *Archives générales de médecine*, 5 série, t. VII. 1856.

(6) *De cutis inhalatione*, Edimbourg, 1813, et *Lersch's Einleitung in die min, quell Lehre*, t. I, p. 517.

(7) Ibid.

8 gr. Dill (1) constate une augmentation variable de 2 à 40 gr. Milne-Edwards (2) dit que ces expériences prouvent la faculté absorbante de la peau. Berthod (3) avec une balance précise trouve un augmentation de poids de 18 gr. pour un bain de 15 minutes et de 30 gr. pour un bain de 45 minutes. Ossian Henry (4) confirma l'absorption de l'eau et retrouva de l'iode deux fois dans l'urine après les bains iodurés. Hébert (5) nie l'absorption de l'eau par la peau. Sereys (6) et Reveil (7) l'admettent dans le cas de bain avec l'hydrofère. Demarquay (8) dit qu'il y a une absorption mais presque nulle, il en est de même de Willemin (9), de Delore (10), de Gubler (11). Parisot (12), Oré (13) et Tartivel (14), concluent à la non absorption par la peau, non seulement des substances dissoutes. mais encore de l'eau. L'augmentation du poids du corps après le bain, quand elle a lieu, serait très insignifiante. Elle serait due à l'imbibition de l'épiderme (Hébert), à l'adhérence de l'eau aux poils.

I

ABSORPTION DES SUBSTANCES DISSOUTES DANS L'EAU DU BAIN

Les substances dissoutes dans l'eau d'un bain sont absorbées par la peau, passent dans le sang, puis dans les urines. Pour le démontrer, j'ai eu recours à l'iodure de potassium dont les réactions sont très caractéristiques. Il est important de savoir *qu'il est bien plus facile de déceler la présence de l'iode dans l'eau que dans les urines.* Roser (15) a montré que la substance colorante du sang, ainsi que d'autres liquides ont la faculté de cacher et de fixer certains sels, de telle sorte

(1) DILL. *Observations et expériences sur l'absorption cutanée. Traduction de la Soc. méd. chirurg. d'Edimbourg,* t. II, et *Nouvelle bibli. méd.,* t. IV, p. 517.

(2) MILNE-EDWARDS. *Leçons sur la physiol. et l'anat. comparées,* t. V p. 210.

(3) *Müller's Archiv. für anat. et phys.,* 1838, p. 177.

(4) OSSIAN Henry. Thèse, Paris, 1855.

(5) HÉBERT. Thèse, Paris, 1865.

(6) SEREYS. Thèse, Paris, 1862.

(7) REVEIL. *Recherche sur l'osmose,* 1866

(8) DEMARQUAY. *Union médicale,* 1866.

(9) WILLEMIN. *Archives de médecine,* VI série, t. II, 1853, p. 177 et 313.

(10) DELORE. *Comptes-rendus Acad. des sciences,* t. LVII, 1863, séance du 3 août.

(11) GUBLER. *Annales de Société d'hydrologie,* 1863, t. IX, p. 201.

(12) PARISOT. *Comptes-rendus Acad. des sciences,* t. LVII, 1863, séance du 10 août.

(13) ORÉ. *Dictionnaire de méd. pratique,* art. Bains.

(14) TARTIVEL. *Dictionnaire des sciences médicales,* art. Bains.

(15) *Poggendorff's Annalen,* 1826; p. 5-13.

qu'aucune réaction chimique ne peut les déceler. Wetzlar (1) prit 3 gr. 82 de cyanure de potassium. Il examina pendant quatre jours toutes ses évacuations et ne reconnut que 0,21 de cyanure sans pouvoir trouver trace du reste dans la sueur, le mucus nasal, la salive. Enfin, Cl. Bernard (2) fait remarquer que les glandes salivaires éliminent l'iode avant qu'il y en ait dans l'urine, et qu'il faut un excès pour qu'il apparaisse dans l'urine.

a. *Recherche de l'iode dans l'eau.* Le procédé le plus connu consiste à ajouter à l'eau un peu d'empois d'amidon, puis quelques gouttes d'acide azotique nitreux. S'il y a de l'iode, il est mis en liberté, forme avec l'amidon de l'iodure d'amidon et donne au liquide une coloration bleue, caractéristique. L'acide azotique forme du nitrate de potasse. Il faut éviter d'ajouter un excès d'acide, car on détruirait la coloration bleue.

Cette réaction est très sensible pour l'eau : cependant elle a des limites. Avec de l'eau renfermant un centigramme d'iodure de potassium par litre, il faut procéder de la manière suivante pour avoir une réaction suffisamment nette : Dans l'eau iodurée mêlée avec l'empois d'amidon on fait arriver lentement et le long des parois du verre de l'acide azotique. Celui-ci gagne le fond du verre : une mince bande bleue violacée se produit à un demi-centimètre au-dessus de l'union apparente de l'eau et de l'acide. Avec de l'eau renfermant un centigramme et demi par litre d'iodure, on obtient de cette manière une bande bleue fort nette. Si on agite, tout le liquide prend une coloration bleuâtre uniforme.

Ainsi le procédé est sensible pour l'eau à partir d'un centigramme d'iodure de potassium par litre, à condition de procéder comme on fait pour rechercher de petites quantités d'albumine dans l'urine, par l'acide nitrique.

B. *Recherche de l'iode dans l'urine.* Lorsqu'on veut appliquer à l'urine le procédé que nous venons d'étudier pour rechercher la présence de l'iode, on constate qu'il est beaucoup moins sensible que pour l'eau. Moins l'urine est concentrée, moins elle renferme de matières organiques, de principes colorants, plus la réaction de l'iode qu'elle contient est nette. La concentration de l'urine étant variable, il est difficile

(1) *Dissertatio de matériarum, in organismum transitu,* Marburg, 1822, p. 24.
(2) *Union médicale,* 1854, 15 août.

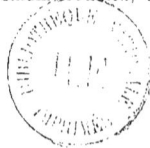

de dire, exactement, à partir de quelle quantité d'iode ou d'iodure de potassium dans l'urine, la réaction au moyen de l'empois d'amidon et de l'acide nitrique est sensible.

D'une manière générale, on ne trouve absolument rien par ce moyen avant 7 centigrammes d'iodure de potassium par litre d'urine. La réaction n'est bien nette, bien caractéristique, qu'à partir de dix centigrammes d'iodure par litre d'urine.

Cette étude sur la sensibilité du procédé pour rechercher l'iode, est fort instructive : elle nous explique pourquoi tant d'auteurs ont cherché, toujours inutilement, l'iodure de potassium dans les urines, après un bain contenant ce sel ; pourquoi, dans les cas où on a trouvé l'iode il a fallu agir en évaporant une grande quantité d'urine et incinérer le résidu pour brûler toutes les matières organiques. Au reste, les recherches qui suivent viennent encore confirmer ce fait.

Dans un bain d'eau ordinaire de cent quatre-vingts litres, porté peu à peu à deux cent quarante litres, pour maintenir la température à un degré suffisant, il est mis cent grammes d'iodure de potassium. Un sujet qui n'a jamais pris d'iode, ni d'iodure, reste dans ce bain pendant trois quarts d'heure (il avait uriné avant d'entrer dans le bain). Les urines émises pendant les cinq heures qui suivent le bain sont recueillies ; celles qui ont été rendues immédiatement au sortir du bain sont mises à part.

Présence de l'iode dans l'urine émise au sortir du bain. — Cette urine, émise immédiatement après le bain, est limpide, peu colorée, neutre. On y ajoute un peu d'empois d'amidon, puis on fait glisser le long des parois du verre un peu d'acide nitrique. Une ligne *bleue*, très nette, tout à fait caractéristique, se dessine à l'union des deux liquides. *Il existe donc de l'iode dans l'urine émise immédiatement après le bain.*

Cette recherche de l'iode dans l'urine émise au sortir du bain contenant de l'iodure de potassium, a été répétée trois fois, à peu près dans les mêmes conditions, sauf dans un cas où la quantité d'iodure de potassium mise dans le bain n'était que de cinquante grammes. Dans tous les cas, la réaction décelant la présence de l'iode, a été très nette. D'autre part la réaction tentée sur le mélange des urines émises cinq heures après le bain a toujours été nulle.

Présence de l'iode dans les urines des cinq heures qui suivent le bain. Ne pouvant démontrer la présence de l'iode dans ces urines par la recherche directe ; il a fallu les évaporer au bain-marie jusqu'à siccité, ajouter un excès de potasse caustique, et chauffer jusqu'au rouge sombre pour détruire la matière organique de l'urine. Le résidu est dissous dans l'eau, celle-ci est fortement alcaline. Après filtration, si on ajoute un peu d'empois d'amidon, puis de l'acide nitrique, il se forme immédiatement un magnifique disque bleu à l'union de l'eau iodo-amidonnée et de l'acide. La réaction est beaucoup plus intense que celle qui s'est produite sur un échantillon d'urine émise au sortir du bain. Cela s'explique sans peine, car la quantité absorbée dans le bain doit être assez considérable. Si on laisse tomber au milieu du verre contenant l'eau iodo-amidonnée, une goutte d'acide nitrique, on la voit traverser cette eau en s'entourant d'une zone bleue qui augmente jusqu'à ce qu'elle arrive au contact de la couche d'acide nitrique. A ce moment, la goutte bleue remonte, se confond et renforce le cercle bleu d'iodure d'amidon déjà existant. L'agitation de l'eau et de l'acide donne au mélange une belle coloration bleue. Dans le cas de bain, avec cinquante grammes d'iodure de potassium dans le bain, le disque bleu s'est formé au niveau des deux liquides, mais l'agitation n'a pas déterminée une coloration bleue générale du mélange. Il y avait donc moins d'iode dans l'urine qu'avec des bains de cent grammes d'iodure.

ABSORPTION DE L'EAU DU BAIN PAR LA PEAU

Après la démonstration de l'absorption des substances dissoutes dans le bain, par la peau, il nous reste à démontrer l'absorption de l'eau. Pour cela on peut employer le moyen d'Homolle : l'examen de l'urée ; mais il faut le dégager de toutes les causes d'erreur capables de vicier ses résultats.

Lorsqu'on examine l'urine d'un même individu, parfaitement bien portant, mais émises à des heures différentes de la journée, on constate les plus grandes variations dans la quantité d'urée qu'elle renferme dans l'unité du volume.

Un homme a soin d'uriner au sortir de table, soit midi 45 ; à une heure, soit un quart d'heure après, il urine de nouveau. L'analyse faite avec l'appareil de Méhu, pour le dosage de l'urée, donne 1 gr. 75 cent. d'urée par litre.'

Il est absolument impossible de trouver une moyenne ; pour établir quelle quantité d'urée un sujet rend par jour, il est indispensable d'analyser un échantillon du mélange des urines émises pendant vingt-quatre heures consécutives et mesurées.

Les analyses suivantes le démontrent d'une manière évidente.

Urine de 7 h. 1/4   matin = 28 gr. 17 d'urée par litre
Café au lait à 7 h. 1/2 »
Urine 8 h. 1/2   »   = 15 gr. 64   »   »
  » 9 h, 1/2   »   = 16 gr. 41   »   »
  » 10 h. 1/2   »   = 11 gr. 965   »   »
Déjeûner, 11 h.
Urine, midi 30   »   = 9 gr. 331   »   »
  » midi 45   »   = 1 gr. 751   »   »
  » 1 h.   soir = 2 gr. 994   »   »
  » 3 h. 1/4   »   = 16 gr 41   »   »
  » 4 h. 1/4   »   = 17 gr. 109   »   »
  » 5 h. 14   »   = 16 gr. 24   »   »
  » 6 h. 1/2   »   = 18 gr. 29   »   »
Dîner.
Urine 8 h. 1/2   »   = 19 gr. 31   »   »
  » 9 h. 1/2   »   = 20 gr. 51   »   »
  » 10 h. 1/4   »   = 21 gr.   »   »

La quantité d'urée contenue dans un échantillon d'urine d'un même individu varie suivant que cette urine est plus ou moins riche en eau : il en résulte que dans l'urine qui suit les repas, l'urée est moins abondante. Donc l'urée émise n'est pas toujours en rapport avec la quantité d'urine secrétée. Ainsi dans un cas, de midi 45 à une heure il est secrétée 150 gr. d'urine, mais elle est si pauvre en urée que ces 150 gr. d'urine ne renferment que 0 gr. 4491 d'urée ; de 10 h. à 10 h. 15 du soir, il n'est secrétée que 15 gr. d'urine, mais leur titre en urée est plus élevé, de telle sorte qu'ils contiennent 0 gr. 3153 d'urée. Sous l'influence des boissons ingérées, l'eau a passé plus vite dans les urines, dans le premier cas que dans le second, de telle sorte que chaque gramme d'urine renferme dans le premier cas 0 gr. 002994 d'urée, et chaque gramme d'urine dans le deuxième cas, 0 gr. 02102 d'urée, c'est-à-dire sept fois plus dans ce dernier,

En dehors de l'alimentation, des exercices violents, etc..., la sécrétion urinaire, d'une heure à l'autre varie fort peu dans sa richesse en urée. Il en résulte que, le matin, la composition de l'urée reste sensiblement la même. Cependant, il est indispensable de bien connaître ses variations pour apprécier la rigueur de nos déductions sur l'absorption de l'eau par la peau.

Dans l'urine secrétée de huit heures à huit heures un quart, on trouve 21 gr. 79 d'urée par litre ; chez le même individu, dans les urines secrétées de neuf heures un quart, on trouve 17 gr. d'urée par litre. Il y a dans les deux urines une différence de 4 gr. 59 d'urée par litre ; cela représente 21,70 o/o de différence en l'espace de 75 minutes, soit 17 o/o par heure et 0,29 o/o par minute. C'est le plus grand écart constaté.

Une urine émise à neuf heures du matin, treize heures après le dîner, renfermait 26 gr. 25 d'urée par litre. L'urine émise à onze heures, quinze heures après le dîner, contient 21 gr. 25 d'urée par litre. L'écart est de 5 gr. d'urée, ou 19 o/o. Cette différence s'est produite en deux heures, soit 0,1583 o/o par minute. Nous trouvons donc que dans les urines émises le matin, loin des influences de l'alimentation, à des heures différentes, sous l'influence du ralentissement des combustions, il y a une diminution de la richesse en urée qui est en moyenne de 13,44896 o/o par heure.

Lorsqu'on prend un bain et qu'on analyse les urines émises avant et après le bain, on pourrait croire que les différences observées ne sont pas dues à la dilution de l'urine par l'eau du bain absorbée par la peau, mais bien à l'eau du bain absorbée par les voies respiratoires sous forme de vapeur. Il y a deux moyens de constater l'inexactitude de cette interprétation : Premièrement, si on séjourne dans un cabinet de bain, la tête au-dessus de la baignoire, la diminution de la richesse de l'urine émise après ce séjour, n'est pas sensiblement plus grande que celle qui tient simplement au temps écoulé. Deuxièmement, on peut prendre des bains d'une durée égale, les uns en respirant l'air du cabinet, les autres en respirant l'air du dehors au moyen d'un appareil. Je l'ai fait moi-même trois fois, les résultats ont été sensiblement les mêmes. La pénétration des vapeurs par les voies pulmonaires n'est donc pas suffisante pour diluer les urines et abaisser leur titre en urée d'une manière importante.

Toutes les causes d'erreur étant éliminées dans l'examen de la dilution de l'urine par absorption d'eau par la peau ; il ne nous reste plus qu'à exposer les résultats obtenus. Nous les consignons dans le tableau ci-contre.

TABLEAU B. — BAINS MINÉRAUX

Numéro d'ordre	DURÉE DU BAIN	Quantité d'urine mise dans le tube de Méhu en centimètres		DÉGAGEMENT D'AZOTE en centim. par l'urine			Quantité d'urée par litre contenue par l'urine en gramme		Diminution pour cent d'urée	Diminution due au temps à retrancher	Reste dû à l'absorption diminution pour cent d'urée
		avant le b.	après le b.	avant le bain	après le bain	par c. c. d'urée	avant le b.	après le b.			
1 B	Bain pisc. 1 h. 1/2	2	2	25.8	5	3.9	33,7	2.42	80,3	20.1744	60 en 1 h. 1/2
2 B	» 1 h. 3/4	2	2	31	4	»	39,74	5.128	87	23,5368	63,4682 en 1 h. 3/4
3 B	» 1 h. 1/2	2	2	26,6	3.2	»	34.10	4.10	88	20,1544	67,8456 en 1 h. 1/2
4 B	» »	2	2	25,6	5	3.8	34,30	6,57	81	»	60,8456
5 B	» »	2	2	31	7.2	»	39.74	9.15	79,5	»	59,3456
1 L	Bain ord. 45 m.	2	2	14	6	»	18,42	7.763	57,8	10,0873	46,9126 45
2 L	» 45	2	2	25	8.3	3.75	33,33	11.06	66,8	»	56,7128 45
3 L	» 45	2	2	11,6	6.2	3.95	14.87	7.95	46,537	»	36,45 »
1 P	» 1 h. 30	2	2	14	1.6	3.9	17.95	2.05	84	15,1918	68,80 Ingest. d'eau
2 P	» 1 h. 10	2	2	17,6	3.2	»	22,56	4.10	81,8	»	65,80 avant le b.
3 P	» 1 h.	2	2	18.8	12.2	»	24.10	15,64	35	13,4496	21,55 en 1 h.
4 P	» 10	2	2	16,8	12.4	»	21,86	15.88	24,2	8,8446	15,3536 en 10 m.
5 P	» 50	2	2	16	10.2	»	20.51	13,07	36,7	11.208	25,412 50
6 P	» 1 h. 5	2	2	14.4	3.4	»	14,61	4.38	70	13,5794	56,43 1 h. 5
7 P	» 1 h.	2	2	27,4	8.4	»	35,42	10,769	69	13,4496	55,55 1 h.
8 P	» 50	2	2	23	17.6	»	29,48	21.28	27	11.208	15,792 50
9 P	» 75	2	2	13	6.2	»	16,66	7.048	52,3	12 2388	39,97 55
10 P	» 50	2	2	13,5	8	»	17,30	10.25	41	11.208	29,792 50
11 P	» 50	2	2	14.2	7.4	»	17,95	7.4	41,6	»	30,392 50
1 G	» 50	2	2	11,6	6.2	3.8	14.90	7,90	47	6.7248	30,2752 30
1 V	» 20	2	2	29,6	22	»	38,78	33.10	18,4	4.4832	13 9168 20
2 V	» 1 h.	2	2	22	8	3.9	31,50	10,536	66,85	13,4496	53,3504 1 h.
3 V	» 1 h.	2	2	19,2	16	»	24	20	50	»	36,55 »
4 V	» 1 h. 45	2	2	16,4	7.8	»	20,50	9.75	52,4	23,5368	59,0463 1 h. 3/4
1 BM	» 63	2	2			»	15,70	3.70	77	14,60	62,40 1 h. 5
2 BM	» 45	2	2			»	14,30	10	30	»	20 45
1 VF	» 45	2	2			»	15	11	26,7	»	10,1 45

En résumé, sous l'influence du bain, l'urine est diluée de telle sorte que l'urée qu'elle contient diminue en 1 h. de 40 0/0 dans bain de piscine 43 0/0 dans bain de baignoire.

Les analyses de l'urée dans l'urine émise avant et après le bain, ont été faites dans vingt-sept cas; deux fois le sujet a bu avant d'entrer dans les bains ; il reste donc vingt-cinq bains dont les analyses sont en dehors de toute cause d'erreur. La dilution de l'urine, et par suite son appauvrissement proportionnel en urée, sous l'influence de l'eau du bain absorbée par la peau, est de 40 pour cent par heure, dans les bains de piscine, et de 43 pour cent par heure, dans les bains de baignoire. L'absorption de l'eau se ferait donc un peu plus rapidement dans un bain ordinaire que dans un bain de piscine. Mais le mouvement fait dans le bain de piscine peut augmenter la production de l'urée, et celle-ci passer en plus grande quantité dans les urines; il en résulte qu'il est difficile de dire si l'absorption est réellement plus active dans le bain de baignoire.

L'urine émise immédiatement après le bain minéral est incolore, limpide, semblable à l'eau, d'une densité peu élevée, et enfin, *toujours alcaline*. On a dit qu'elle pouvait devenir acide ; jamais je n'ai constaté cette réaction, alors que l'urine émise avant le bain était fortement acide.

J'ai tenté de démontrer la pénétration de l'eau minérale à travers la peau, en examinant l'état de la circulation intra-artérielle, avant et après le bain.

On sait, en effet, que les alcalins ont un grand pouvoir osmotique, et favorisent la circulation du sang.

Chez M. L..., officier de marine, la pression intra-artérielle avant le bain, mesurée avec l'appareil du professeur Potain, était de 19 1/2 centimètres de mercure ; après le bain minéral elle n'était plus que de 18 1/2 centimètres de Hg. Le tracé du pouls (1), avant le bain, montre que la tension intra-artérielle se maintient longtemps, de telle sorte que la ligne de descente se fait en s'arrondissant. Le tracé du pouls après le bain d'eau minérale pure montre que la tension diminue plus facilement, plus promptement, de telle sorte que la ligne de descente se fait en ligne droite au lieu d'être en arc de cercle. Ceci ne peut s'expliquer par une augmentation d'élasticité des artères, mais bien par une circulation plus facile du sang, rendu plus fluide par l'action des principes alcalins.

Ces recherches ont été faites avant et après un bain simple ; la tension se maintient davantage dans les artères qu'après un bain d'eau minérale. Malheureusement ces constatations ne peuvent se faire chez beaucoup de sujets ; je les ai recherchées inutilement chez plusieurs.

(1) Voir observation 142.

Il faut que les modifications produites dans la circulation par le bain soient assez grandes pour que le sygmographe et le mensurateur de la pression les traduisent. En outre, chez ceux dont la circulation se fait facilement, chez lesquels la pression cesse rapidement après la systole, le tracé ne peut rien apprendre si on l'examine après le bain. M. L... avait les capillaires influencés par l'alcool ; c'était un sujet très favorable à ce genre de recherches.

Ces analyses démontrent d'une manière évidente que les substances dissoutes dans l'eau du bain pénètrent dans le sang par absorption cutanée : il me semble qu'elles démontrent également l'absorption par la peau, de l'eau du bain. En tout cas, on ne peut nier que les bains n'exercent une action puissante par modification de l'état nerveux si considérable contenu dans la peau. Il est possible que cette action soit une cause de la diminution de l'urée dans le bain ; mais quoi qu'il en soit, il n'en est pas moins démontré que les bains ont une action sur l'économie toute entière. La peau élimine de l'acide carbonique probablement dissout dans la sueur ; la température, la pression barométrique, la lumière, influent beaucoup sur ce phénomène. Mais la disparition de cette fonction ne saurait expliquer les accidents produits par le froid, par le vernissage ; il faut admettre la suppression de l'excitation du système nerveux cutané. L'étude des phénomènes d'inhibition et dynamogénique, nous a bien montré l'importance du système nerveux cutané. Sans doute on ne sait pas bien pourquoi l'irritation cutanée par le chloral ou par le chloroforme, l'irritation laryngique par la douche d'acide carbonique, provoquent des phénomènes d'anesthésie générale, directe et croisée ; ni pourquoi la section de la peau du cou au niveau du larynx anesthésie toute cette région ; mais, enfin, ces observations nous apprennent de quelle importance est la vie de la peau dans notre existence. Brown-Séquart nous a rendu un grand service en nous les faisant connaître.

On comprend, dès lors, pourquoi tous les bons observateurs ont accordé une si grande importance au bain minéral dans la cure de Vichy. Cela ne veut pas dire cependant qu'on doive les donner à tout malade, sans examen, sans surveillance. Précisément, en raison de son action puissante, le bain peut devenir mauvais. Il faut souvent le faire prendre à intervalles éloignées, voir même le faire cesser.

Au sujet des bains, qu'il me soit permis d'émettre un vœu qui me tient fort au cœur. On sait que pendant longtemps on n'a soigné à Vichy que des rhumatisants. Madame de Sévigné a décrit merveilleusement les bons effets qu'elle en a retiré contre ses douleurs.

Actuellement, on ne peut plus soigner les rhumatisants à Vichy ; cependant, nous avons toujours l'eau du *Puits-Carré* qui, a 45°, donne 210,000 litres par jour et pourrait nous rendre les plus grands services. Si on créait quelques baignoires directement alimentées par cette source, on permettrait aux médecins de Vichy d'être utiles à tous les rhumatisants qui viennent ici pour améliorer leurs voies digestives ; mais qui seraient heureux de guérir, en même temps, leurs articulations et leurs muscles frappés de rhumatisme.

ACTION DES DIASTASES DES BACTÉRIES CONTENUES DANS LES SOURCES DE LA GRANDE-GRILLE ET DE L'HOPITAL DE VICHY

SUR LES ALBUMINOÏDES

J'ai étudié les diverses bactéries contenues dans les sources minérales de Vichy ; celles que contiennent les sources chaudes de la Grande-Grille, 43°, et de l'Hôpital, 31°, sont de beaucoup les plus intéressantes.

L'eau a été puisée dans des matras Pasteur stérilisés, au point d'émergence des sources, les puisements ont été répétés ; les résultats ont toujours été les mêmes ; il faut donc croire qu'il s'agit bien d'organismes constants. M. Chantemesse a trouvé un bacille en puisant au griffon du Puits-Chomel de Vichy ; il a démontré ainsi l'existence de bacteries dans ces eaux sans intervention extérieure possible. Quant à moi, je désirais me placer dans les conditions où l'on peut boire les eaux.

SOURCE DE LA GRANDE-GRILLE

Examen de l'eau, bactéries vivantes. L'examen microscopique d'une goutte d'eau minérale de la Grande-Grille, montre des micrococques et des bacilles. Une petite quantité de matière colorante dessine les micro-organismes sans les tuer, rend leur examen facile et permet de mieux suivre leurs mouvements.

Bactéries fixées. Une goutte d'eau est évaporée, passée à la flamme, colorée par le violet 6 B., traitée par l'essence de térébenthine et le xylol, et montée dans le baume. On retrouve les micrococques et les bacilles. Les micrococques sont le plus souvent par groupes de trois ou quatre, quelquefois de dix. Si on examine une goutte d'eau après un séjour de vingt-quatre heures dans l'étuve, les bactéries sont plus abondantes.

Cultures.— Les cultures se font sur la gélatine, l'agar-agar, la pomme de terre et les divers bouillons de Pasteur.

Sur la gélatine, la culture se développe rapidement et la liquéfie ; sur l'*Agar-agar*, elle se développe bien et finit par faire des points jaunes. Sur la pomme de terre, stérilisée d'après le procédé de Roux, elle forme de petits mamelons blancs cendrés, puis jaunes.

L'examen microscopique montre qu'il y a deux espèces de bactéries ; il faut donc les isoler par la méthode des *cultures en plaque.*

Quelques gouttes d'eau sont mélangées avec de la gélatine, et celle-ci étalée sur une plaque. Il se développe deux espèces de colonies ; les unes se fluidifient, les autres ne se fluidifient pas. Les premières sont composées de micrococoques, les secondes de bacilles, Il est fait des cultures pures de chaque variété.

Les *microcoques* ont de 0,5 à 0,7 millièmes de millimètre exactement sphériques, souvent deux par deux, ou en petites chaînettes, liquifient la gélatine, forment des saillies jaunes sur l'agar, sont mobiles sur place.

Les *bacilles* ont de 0,5 à 0,7 millièmes de millimètre de largeur et 1 cc. 5 millièmes de millimètre de longueur. Quelques uns ont des parties claires dans le milieu du bâtonnet. Ils sont droits ou légèrement onduleux, très mobiles, ne liquifient pas la gélatine.

SOURCE DE L'HOPITAL

Dans une goutte d'eau, on voit des bacilles assez gros extrêmement mobiles. Les cultures sont abondantes sur la gélatine, l'agar et les bouillons de Pasteur. La pomme de terre ne convient pas ; la culture est toujours peu abondante.

Le bacille est un bâtonnet articulé de 0,8 à 1 millième de millimètre d'épaisseur, sur 4 millièmes de millimètre de longueur, avec des spores claires. Ces spores sont généralement un peu avant l'extrémité du bacille ; quelques unes sont plus larges que le bâtonnet et semblent le faire éclater. La gélatine est liquéfiée rapidement par ce bacille.

Les cultures de ces trois micro-organismes ont été tentées avec succès dans l'acide carbonique ; mais il a pu y avoir pénétration d'oxygène par diffusion. On ne peut donc dire s'ils sont certainement aérobies ou anaérobies.

ACTION DIASTASIQUE DE CES BACTÉRIES

Lorsque Pasteur démontra que tout naît d'un germe, que la génération spontanée n'est qu'une erreur, on ne s'imagina pas que tout microorganisme était dangereux. On conclut que ces germes ou microbes sont généralement inoffensifs, puisqu'ils nous permettent de vivre malgré leur pénétration dans notre être par l'air, par l'eau et par les aliments. Bientôt l'étude des microbes pathogènes donne la clef des maladies infectieuses et contagieuses ; on ne parle plus que d'eux, et peu à peu, tout le monde, même les médecins, s'habituent à considérer toutes les bactéries comme dangereuses ; dès lors, le *microbe c'est l'ennemi*. On lui fait donc la guerre, mais tout en la lui faisant, on apprend à le connaître. On finit par revenir à une appréciation plus juste des micro-organismes et à considérer que *l'important chez eux, ce n'est pas le nombre, mais bien la qualité*.

Quelques bacilles de la tuberculose, de la fièvre typhoïde, du choléra, ne sauraient être rangés au point de vue du danger pour l'homme sur le même pied que plusieurs millions de microbes indifférents.

Nous savons en effet que nous sommes pleins de bactéries, depuis la bouche, jusqu'à l'extrémité de l'intestin.

Le microbe est absent de l'intestin de l'enfant dans le sein de sa mère, mais il y pénètre dès les premières inspirations et les premières gorgées de lait ; il grandit, se multiple, ses formes, ses espèces sont variées, nombreuses, et chaque selle en élimine des millions.

Depuis la découverte d'une substance organique azotée dans la salive, par Leuchs, en 1831, nommée ptyaline par Berzélius et *diastase animale* par Mialhe, en raison de ses analogies avec la diastase de l'orge germée, on discute son action sur les féculents. Cl. Bernard démontre que les diverses salives parotidienne, sous-maxillaire et sub-lingale, prises séparément, sont sans action sur les féculents, mais que, réunies, elles les transforment en sucre.

Robin fait remarquer que dans la stomatite, dans la salivation mercurielle, la salive a une action saccharifiante bien plus prononcée qu'à l'état de santé ; que lorsqu'elle n'est pas altérée elle ne jouit pas de cette propriété. Peu après, on voit qu'il y a des globules pyoïdes dans la salive, et que sa propriété saccharifiante est d'autant plus développée qu'ils sont plus nombreux. Enfin on finit par voir que ces globules ne sont que des micro-organismes et que c'est grâce à ces ferments que la salive transforme les féculents en dextrine, puis en glycose. M. Duclaux, dans son cours de la Sorbonne au mois de décembre 1887, rappelait cette démonstration pour la salive, enseignait qu'il y avait d'autres diastases sécrétées par des bactéries et montrait combien il y a d'analogies entre ces diastases et les diastases sécrétées par l'estomac, l'intestin et le pancréas. Marcano, Hueppe, Miller, Wortmann, ont trouvé des diastases dans le produit de nutrition de plusieurs bactéries.

Il était donc indiqué d'étudier les propriétés sur les aliments des bactéries spéciales trouvées dans les sources de la Grande-Grille et de l'Hôpital.

Cette recherche s'imposait d'autant plus qu'il s'agit de bactéries contenues dans des eaux justement renommées pour leur action curative dans les affections gastro-intestinales et hépatiques où les fonctions digestives sont toujours altérées.

Les manières de procéder ont été variées :

1° Dans un tube stérilisé on met un blanc d'œuf, puis on le coagule en le plongeant dans l'eau bouillante, avec un fil de platine, il est déposé en un point des microcoques de la *Grande-Grille;* ce point se liquifie et forme un puits. Plusieurs points traités de la même façon se comportent de la même manière. Des microcoques sont étendus sur toute la surface : peu à peu toute l'albumine de l'œuf est fondue et cela avec une rapidité d'autant plus grande que les microcoques ont été mis en quantité plus grande.

2° Du bouillon de culture chargé de bacteries de la *Grande-Grille* ou de l'*Hôpital*, est mélangé avec du blanc d'œuf préalablement coagulé dans l'autoclave. Au bout d'un certain temps la plus grande partie de l'albumine est dissoute.

3° Les mêmes bouillons chargés de culture sont mis avec du blanc d'œuf non coagulé; peu à peu ils les pénètrent et forment un tout.

4° Ces bouillons, mis avec de la viande, en dissolvent une partie notable.

Ainsi, sous l'action de ces bactéries, les aliments albuminoïdes sont dissous, liquifiées ; mais que devient l'albumine, est-elle simplement dissoute ou bien digérée, c'est-à-dire transformée en peptone ?

Ceci est très simple à décider. Il faut acidifier les liquides formés par le mélange de microbes seuls ou dans des bouillons avec du blanc d'œuf ou de la viande, au moyen d'acide acétique dilué ; il faut acidifier un peu, pas trop, Puis, coaguler l'albumine pour la séparer du liquide ; pour cela, le meilleur moyen est de mettre ce liquide dans un tube qu'on laisse pendant une demi-heure dans l'eau bouillante. Sous l'influence de l'action prolongée de la chaleur, toute l'albumine se coagule, se dépose sur les parois du verre, ou reste sur le papier à filtrer, de telle sorte qu'on obtient un liquide privée d'albumine, absolument limpide. Il faut vérifier s'il est acide ; pour plus de sûreté on peut le chauffer jusqu'à ébullition ; il ne doit pas se troubler.

Ce liquide ainsi obtenu est partagé dans deux tubes. Dans l'un on verse quelques gouttes d'un réactif capable de précipiter les peptones qu'il contient, comme le réactif de Tanret, par exemple : il se forme un nuage blanc de peptone, d'autant plus abondant qu'il y a plus de peptone. L'autre tube, laissé sans réactif, garde sa transparence pendant plusieurs jours.

Cette recherche des peptones a été faite plusieurs fois après les digestions artificielles avec les bactéries de la *Grande-Grille* et de l'*Hôpital* ; toujours il y a eu un précipité de peptone abondant. Le bacile de la *Grande-Grille* est peu actif, tandis que son microcoque l'est beaucoup.

L'existence de peptones dans les bouillons n'a pu induire en erreur ; essayés avec le réactif de Tanret, avant toute digestion, ils n'ont pas donné de trouble appréciable. Dans les digestions faites avec les seuls micro-organismes, il ne pouvait y avoir de peptones étrangères à leur fabrication.

Des digestions tentées avec d'autres micro-organismes n'ont donné que des résultats négatifs.

Sans doute il existe d'autres bactéries capables de sécréter des diastases ; mais il m'a paru que l'étude de celles que j'ai décrites est particulièrement intéressante en raison de leur activité prononcée pour digérer les aliments.

Le mouvement, en multipliant les contacts, favorise beaucoup ces digestions ; l'estomac et l'intestin, par leurs contractions, sont dans de bien meilleures conditions sous ce rapport que nos flacons.

Ces résultats semblent devoir faire attribuer une part importante à ces bactéries dans les propriétés curatives si marquées de la *Grande-Grille* et de l'*Hôpital,* dans les affections gastro-intestinales et hépatiques. De telle sorte qu'on pourrait dire que chez tous les uricémiques : graveleux, goutteux, diabétiques, obèses, qui vont demander le soulagement ou la guérison aux eaux de Vichy, elles agissent par leur composition chimique , tandis que dans *les dyspepsies, les entérites, la lithiase biliaire, il faut y ajouter l'action des ferments spéciaux de la* Grande-Grille *et de l'*Hôpital.

Qu'elle est l'origine de ces bactéries ?

Pasteur et Joubert ont montré que les eaux de sources bien captées ne contiennent pas de bactéries. Mais l'étude de chaque jour apprend que cette loi a de nombreuses exceptions. Ainsi les eaux de la Vanne ont cinq griffons, tous d'une eau chimiquement semblable ; tous ont été bien captées puisqu'ils l'ont été sous la direction de Belgran ; cependant trois griffons sont sans microbes, et deux en ont.

Dans le cas qui nous occupe, on peut émettre deux hypothèses : ensemensement de l'eau le long des parois de conduites et de la cheminée de sortie de terre ; existence de microbes contenus dans les couches de la terre et entrainés par l'eau. Il est bien difficile d'admettre l'ensemencement le long des parois, en raison de l'énorme quantité d'eau émise par ces sources, de la pression avec laquelle elles coulent, et du peu de variétés de bactéries. Quoi qu'il en soit, il n'en est pas moins curieux de voir des espèces de bactéries différentes dans des sources dont la minéralisation est presque la même, qui semblent bien venir d'une même nappe et qui ne diffèrent que par leur température et leur point d'émergence.

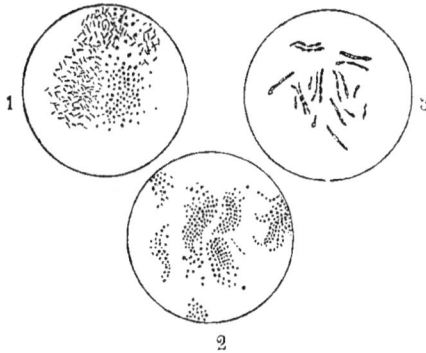

1. Microcoques et bacilles de l'eau de la Grande-Grille.
2. Microcoques de l'eau de la Grande-Grille.
3. Bacilles de l'eau de l'Hôpital.

TABLEAU S.— SANG

Numéro d'observation	Age	EXAMEN: Arrivée Départ	NATURE de la Maladie	Poids	Globules rouges par m. m. c.	Hémo-glo-bine o/o	Activité de réduction 1 étant la normale	Urée des 24 heures	Pression intra-artérielle	QUANTITÉ MAXIMUM D'EAU MINÉRALE INGÉRÉE PAR JOUR
8 V	24 a	14 mai 5 juin	Dyspepsie, Anémie		4.030.000 4.340.000	10 11	0,77 0,88			480 gr.
9 H	23 a	10 juin 27 juin	Dyspepsie	50 k. 700 51 k.	4. 92.000	9,5	0,80			480 gr.
75 O	22 a	11 mai 2 juin	Lithiase biliaire	43 k. 44 k. 350	3.766.000 5.115.000	12 13	0,85 0,98	11 g. 44 16 g. 04	16 17	720 gr.
76 V	56 a	14 mai 5 juin	Lithiase biliaire Insuffisance mitrale	60 k. 61 k. 300	4.454.000 4.743.000	11 12	0,68 0,76	15 g. 22 gr.	13 15	480 gr.
79 G	41 a	26 mai 19 juin	Lithiase biliaire	69 k. 900 71 k. 500	3.286.000 3.689.000	10 11	0,80 0,90		12 13	1080 gr.
80 H	32 a	7 juin 27 juin	Lithiase biliaire	70 k. 500 70 k. 500	3.720.000 3.090.000	10 11	0,85 0,90		15 13	720 gr.
85 P	53 a	16 juin 6 juillet	Lithiase biliaire Polysarcie		3.751.000 4.185.000	7 9	0,70 0,75		20 17	960 gr.
87 O	46 a	21 juin 9 juillet	Lithiase biliaire	65 k. 800 68 k. 800	3.069.000 4.154.000	8 9,5	0,73 0,87	21 gr. 26 gr.	14 18	960 gr.
140 G	36 a	4 juin 24 juin	Cong. chron. du foie	69 k. 440 69 k. 440	3.844.000 4.020.000	11 1/2 12	0,80 0,92	28 g. 05 30 gr.		Tracé plus ample. Eau 960 gr.
144 B	60 a	29 juillet 8 septembre	Impaludisme : Congestion du foie	51 k. 600 55 k.	2.883.000 3.848.000	8,5 9	0,71 0,87	20 g. 30 23 gr.	21 20	Urobiline dans les urines avant et après la cure Eau ingérée 600 gr.

Numéro d'observation	Age	NATURE DE LA MALADIE	EXAMEN: Arrivée Départ	Pression intra-artérielle en cent. de merc.	
15 F	52	Dyspepsie. Athérome. Rétrécissement aortique.	8 juillet 21 juillet	18 20	Disparition de la dyspepsie.
16 S	54	Dyspepsie. Crises d'épilepsie. Rétrécissement aortique.	2 juillet 20 juillet		Venue pendant cinq ans à Vichy, en a toujours retiré une grande amélioration.
17 S	80	Dyspepsie. Dilatation de la crosse de l'aorte.	19 juillet 20 août		Digestions bonnes. Forces plus grandes qu'avant la cure. Intermittences cardiaques plus rares.
27 D	56	Dilatation de l'estomac. Dilatation de la crosse de l'aorte.	21 juin 9 juillet		Digestions parfaites. Forces augmentées. Poids plus considérable de 2 k. 200. Faux pas du cœur plus rares. Guérison de sciatique. Voir le tracé observ. 27.
30 S	58	Dilatation de l'estomac. Athérome. Rétrécissement aortique.	16 juillet 9 août		Dyspepsie très amendée. (tracé)
53 J	42	Dyspepsie. Polype sous-péritonéal. Rétrécissement aortique.	9 août 28 août		Digestions lentes. Disparitions de douleurs dans le bas-ventre.
76 V	76	Amélioration locale et générale. Insuffisance mitrale.	14 mai 5 juin	13 15	Amélioration locale et générale. — Pour le cœur, voir le tracé sphygmographique, observ. 76.
90 S	45	Lithiase biliaire. Épaississement des valvules de l'aorte.	22 juin 15 juillet	18 18	Force plus grande du cœur à la fin. L'amplitude est beaucoup plus grande: la systole se fait d'un seul coup. Voir observ. 90.
91 R	50	Lithiase biliaire. Dilatation de la crosse de l'aorte.	22 juin 2 juillet	18 20	Irrégularités du pouls, avant la cure il y a des pulsations plus grandes, d'autres plus petites; à la fin, le pouls est parfaitement régulier, toutes les pulsations sont égales en hauteur et longueur.
121 B	63	Lithiase biliaire. Rétrécissement aortique.	12 août 3 sept.		Pouls plus ample et plus fort (voir le tracé observ. 121.)
193 F	45	Mal de Bright :	7 juin 27 juin	16 19	Disparition du bruit de galop. (voir le tracé force plus grande. Augm. de 1200 gr. Albuminurie notable. dimin.
194 G	51	Insuffisance mitrale. Mal de Bright	6 juillet 14 juillet	21,3 21,5	Est plus fort; comparativement aux autres années, il a retiré un plus grand bénéfice de sa cure.
195 P	50	Rétrécissement mitral.	23 juillet 10 août	15 18	Cœur plus énergique (voir le tracé observ. 195.
196 B	45	Insuffisance mitrale.	2 août 10 août	15 17,1/2	Vient à Vichy depuis six ans ; chaque fois elle part réconfortée, (voir le tracé observ, 196.
197 B	30	Insuffisance mitrale.	10 août 24 août		Forces plus grandes. Disparition de diarrhée du début et de pesanteur du ventre.

TABLEAU U.— URÉE

Numéro d'observation	Age	NATURE DE LA MALADIE	EXAMEN: Arrivée Départ	Urée par 24 heures	Augmentation o/o	Diminution o/o	Poids du sujet	Quantité d'urée qu'il doit produire normalement par jour	
37 M	36	Dilatation de l'estomac	4 août 2 sept.	36 gr. 35 26 gr. 85		26 0/0	64 k. 500 65 k.	25 gr. 80 26 gr.	Sous l'influence de la cure, l'urée de ce malade, d'abord trop élevée, s'est rapprochée de la quantité normale.
46 C	33	Dilatation de l'estomac	18 août 22 sept.	8 gr. 683 21 gr. 474	148 0/0		65 k. 900 66 k. 260	26 gr. 54 26 gr. 48	
75 O	22	Lithiase biliaire	11 mai 2 juin	11 gr. 44 16 gr. 04	40 0/0		43 k. 44 k. 350	17 gr. 20 17 gr. 74	
84 K	72	Lithiase biliaire	12 juin 28 juin	31 gr. 17 35 gr.	15 0/0		83 k. 300 85 k.	33 gr. 32 34 gr.	
121 J	46	Lithiase biliaire	2 sept. 2 octob.	14 gr. 40 18 gr. 33	28 0/0		55 k. 57 k. 100	22 gr. 22 gr. 96	
140 G	36	Congestion chronique du foie	4 juin 21 juin	28 gr. 05 30 gr.	7 0/0		69 k. 440 69 k. 440	27 gr. 776	
141 T	55	Congestion chronique du foie	15 juin 8 juillet	20 gr. 36 29 gr. 18	41,80 0/0		108 k. 104 k.	43 gr. 20 41 gr. 60	
144 B	50	Congestion, lymphatisme	29 juillet 23 sept.	20 gr. 30 23 gr.	14,80 0/0		54 k. 600 55 k.	21 gr. 80 22 gr.	
150 B	51	Cirrhose atrophique	14 juin 3 juillet	19 gr. 74 25 gr. 81	30,7 0/0		73 k. 700 75 k. 800	28 gr. 48 30 gr. 35	
167 B	65	Diabète	1er juin 15 juin	30 gr. 86 33 gr.	8 0/0		82 k. 200 82 k. 300	32 gr. 88 32 gr. 92	
177 M	62	Diabète	11 juillet 2 août	35 gr. 69 32 gr. 81		0/0	86 k.	32 gr. 40	
178 C	48	Diabète	27 juillet 18 août	28 gr. 10 30 gr.	7 0/0		83 k. 84 k.	33 gr. 20 33 gr. 60	
179 G	42	Diabète	1er août 30 août	28 gr. 47 30 gr. 50	7 0/0		85 k. 500 87 k. 800	34 gr. 20 35 gr. 12	
187 H	55	Diabète	17 août 6 sept.	38 gr. 4 36 gr. 78		5 0/0	93 k. 700 94 k. 200	37 gr. 48 37 gr. 60	
87 D	46	Lithiase biliaire	21 juin 9 juillet	21 gr. 26 gr.	20 0/0		64 k. 800 68 k. 800	26 gr. 32 27 gr. 52	

TABLEAU P. — AUGMENTATION DE POIDS

NUMÉRO d'observation	AGE	NATURE de la maladie	EXAMEN à l'arrivée et au départ	POIDS	NUMÉRO d'observation	AGE	NATURE de la maladie	EXAMEN à l'arrivée et au départ	POIDS
9 H	23 ans	Dyspepsie, Anémie	10 juin 27 juin	50 k. 700 51 k.	87 D	46 ans	Lithiase biliaire	21 juin 9 juillet	65 k. 800 68 k. 500
12 D	40 ans	Dyspepsie	7 juillet 19 juillet	62 k. 650 63 k.	88 C	36 ans	Id.	18 juin 4 juillet	48 k. 500 51 k. 100
27 D	56 ans	Dilatation de l'estomac Dilatation aortique	21 juin 9 juillet	68 k. 70 k. 500	93 T	63 ans	Id.	1er juillet 24 sept.	71 . 449 5 9k. 400
37 M	36 ans	Dilatation de l'estomac	4 août 2 sept.	61 k. 500 65 k.	95 C	26 ans	Id.	1er juillet 13 juillet 20 juillet	48 k. 49 k. 300 50 k. 800
38 G	40 ans	Dilatation de l'estomac	4 août 22 août	56 k. 300 58 k. 700	96 P	35 ans	Id.	3 juillet 24 juillet	53k . 0 58 k. 400
45 C	21 ans	Dilatation de l'estomac	15 août 27 août	44 k. 200 44 k. 700	102 P	26 ans	Id.	10 juillet 28 juillet	47 k. 400 49 k. 300
46 C	33 ans	Dilatation de l'estomac	18 août 2 sept	65 k. 900 66 k. 200	104 B	24 ans	Id.	11 juillet 28 juillet	52 k. 500 54 k. 200
48 I	21 ans	Dilatation de l'estomac	29 août 10 sept.	57 k. 600 58 k.	106 R	44 ans	Id.	23 juillet 8 août	74 k. 300 76 k.
55 P	12 ans	Dystrophie et dyspepsie	1er août 29 août	31 k. 32 k. 400	114 S	31 ans	Id.	22 juillet 10 août	72 k. 800 73 k. 405
56 P	29 ans	Tuberculose pulmon. Dyspepsie	2 juillet 20 juillet 28 juillet	46 k. 400 47 k. 350 48 k. 300	116 D	42 ans	Id.	16 juillet 26 août	54 k. 200 56 k.
75 O	22 ans	Lithiase biliaire	11 mai 2 juin	43 k. 44 k. 250	117 M	35 ans	Id.	25 juillet 14 août	48 k. 490 48 k. 800
79 G	41 ans	Lithiase biliaire	26 mai 19 juin	69 k. 800 71 k. 500	118 G	43 ans	Id.	2 août 25 août	50 k. 50 k. 100
84 K	72 ans	Lithiase biliaire	15 juin 28 juin	83 k. 800 85 k.	149 G	41 ans	Id.	6 août 3 sept.	65 k. 67 k. 800
					124 B	19 ans	Id.	29 août 17 sept.	82 k. 83 k. 300

TABLEAU P. — AUGMENTATION DE POIDS

NUMÉRO d'observation	AGE	NATURE de la maladie	EXAMEN à l'arrivée et au départ	POIDS	NUMÉRO d'observation	AGE	NATURE de la Maladie	EXAMEN à l'arrivée et au départ	POIDS
127 J	46 ans	Lithiase biliaire	2 sept. 2 octobre	55 k. 57 k. 400	71 S	57 ans	Diabète	1er juillet 15 juillet	95 k. 96 k. 500
143 S	46 ans	Congestion chronique du foie	1er juillet 26 juillet	65 k. 500 67 k. 800	178 G	43 ans	Diabète	27 juillet 18 août	83 k. 84 k. 500
144 B	50 ans	Impaludisme	29 juillet 3 sept.	54 k. 600 55 k.	179 G	42 ans	Diabète	1er août 30 août	85 k. 500 87 k. 800
145	38 ans	Congestion chronique du foie	2 août 22 août	94 k. 700 96 k. 600	181 H	55 ans	Diabète	17 août 6 sept.	93 k. 700 94 k. 200
150 B	54 ans	Cirrhose atrophique du foie	14 juin 24 juin 5 juillet	73 k. 700 74 k. 500 75 k. 800	182 F	67 ans	Diabète	6 sept. 25 octobre	76 k. 200 79 k. 100
151 D	56 ans	Syphilis du foie	22 juin 30 juin 9 juillet 19 juillet	60 k. 60 k. 850 61 k. 900 62 k. 100	187 G	42 ans	Lithiase urinaire	1er juillet 22 juillet	79 k. 500 79 k. 600
					189 H	32 ans	Lithiase urinaire	13 juillet 7 août	72 k. 75 k.
157 B	65 ans	Diabète	1er juin 19 juin	82 k. 200 82 k. 300	198 F	45 ans	Albuminurie	7 juin 27 juin	88 k. 700 90 k.
169 T	65 ans	Diabète	19 juin 9 juillet	77 k. 78 k. 500	194 G	51 ans	Insuffisance mitrale	6 juillet 14 juillet	52 k. 200 52 k. 800

TABLEAU P. — DIMINUTION DE POIDS. — ETAT STATIONNAIRE

NUMÉRO l'observation	AGE	NATURE de la Maladie	EXAMEN à l'arrivée et au départ	POIDS	NUMÉRO d'observation	AGE	NATURE de la maladie	EXAMEN à l'arrivée et au départ	POIDS
26 M	19 ans	Dilatation de l'estomac	12 juillet 21 juillet	48 k. 300 48 k. 200	122 G	30 ans	Lithiase biliaire Polysarcie	18 août 12 sept.	89 k. 200 85 k.
28 M	35 ans	Dilatation de l'estomac	4 juillet 30 juillet	55 k. 250 54 k. 700	127 F	27 ans	Lithiase biliaire	29 août 17 sept.	82 k. 81 k. 300
29 P	40 ans	Dilatation de l'estomac	6 juillet 25 juillet	81 k. 100 81 k.	ETAT STATIONNAIRE				
					172 G	43 ans	Diabète du foie	1er juillet 20 juin	78 k. 78 k.
36 B	42 ans	Dilatation de l'estomac Polysarcie	2 août 25 août	74 k. 300 75 k.	38 D	60 ans	Dilatation de l'estomac	24 juillet 12 août	49 k 49 k.
42 N	47 ans	Dilatation de l'estomac Foie congestionné	9 août 25 août	63 k. 200 61 k. 700	69 L	26 ans	Dilatation de l'estomac	6 août 27 août	70 k. 200 70 k. 200
47 G	34 ans	Dilatation de l'estomac	29 août 14 sept.	66 k. 65 k. 460	80 H	32 ans	Lithiase biliaire	26 mai 19 juin	70 k. 500 70 k. 500
					105 A	66 ans	Lithiase biliaire	11 juillet 28 juillet	70 k. 400 70 k. 400
59 O	23 ans	Polysarcie	3 juillet 27 juillet	69 k. 66 k. 500	140 G	36 ans	Congestion chronique de foie	4 juin 21 juin	69 k. 440 69 k. 440
111 H	45 ans	Lithiase biliaire Polysarcie légère	20 juillet 9 août	84 k. 200 83 k. 800	184 P	59 ans	Goutte	9 juillet 28 juillet	77 k. 800 77 k. 800

NUMÉRO d'observation	AGE	EXAMEN (arrivée, départ)	SUCRE PAR 24 HEURES	NUMÉRO d'observation	AGE	EXAMEN (arrivée, départ)	SUCRE PAR 24 HEURES
156 A	59 ans	12 mai / 8 juin	56 gr. / 4 gr.	172 G	48 ans	1er juillet / 21 juillet	11 gr. par lit. / 0
157 R	70 ans	23 mai / 12 juin	90gr. Albumine 1 gr. / 5 gr. Albumine traces	174 B	60 ans	13 juillet / 25 juillet	8 gr 0,58 / 0,80
159 M	50 ans	8 juillet / 29 juillet	50 gr. / 4 gr.	175 E	41 ans	6 juillet / 20 juillet	60 gr. / 15 gr.
160 I	59 ans	19 juillet / 11 août	5 gr. / 0	177 M	62 ans	11 juillet / 2 août	10 gr. 57 / O. albumine en moindre quantité
161 G	42 ans	22 juillet / 9 août	166 gr. / 90 gr.	178 C	48 ans	27 juillet / 18 août	16 gr. 409 / 0
163 C	50 ans	17 août / 23 août	170 gr. / 125 gr.	179 G	42 ans	1er août / 16 août / 30 août	226 gr. / 38 gr. 406 / 40 gr. 51
164 D	42 ans	21 août / 9 sept.	4 gr. / 0	180 S	70 ans	2 sept. / 20 sept.	70 gr. / 6 gr.
166 B	65 ans	1er sept. / 29 sept.	129 gr. 80 / 50 gr.	181 H	55 ans	17 août / 6 sept.	3 gr. / 0
167 B	65 ans	1er juin / 19 juin	40 gr. 58 / 12 gr.	182 F	67 ans	6 sept. / 25 octobre	90 gr. / 1 gr. 0,3
168 L	68 an	1er juin / 28 juin	198 gr. / 50 gr.				
169 T	65 ans	19 juin / 9 juillet	4 gr. / 0				
170 M	60 ans	23 juin / 15 juillet	45 gr. 90 / 3 gr. Albumine 0				
171 S	57 ans	1er juillet / 15 juillet	45 gr. 177 / 8 gr.				

Numéro d'ordre	DURÉE DU BAIN	Quantité d'urine mise dans le tube de Méhu en centimètres		DÉGAGEMENT D'AZOTE en centim. par l'urine			Quantité d'urée par litre contenue par l'urine en gramme		Diminution pour cent d'urée	Diminution due au temps à retrancher	Reste due à l'absorption diminution pour cent d'urée
		avant le b.	après le b.	avant le bain	après le bain	par 1 c. d'urée	avant le b.	après le b.			
1 B	Bain pisc. 1 h. 1/2	2	2	26,8	5	8,9	33,7	2,42	80,3	20,1744	60 en 1 h. 1/2
2 B	» 1 h. 3/4	2	2	31	4	»	39,74	5,128	87	23,5368	63,1682 en 1 h. 3/4
3 B	» 1 h. 1/2	2	2	26,6	3,2	»	31,10	4,10	88	20,1544	67,8456 en 1 h. 1/2
4 B	» »	2	2	25,6	5	3,8	34,36	6,57	81	»	60,8456 »
5 B	» »	2	2	31	7,2	»	39,74	9,15	79,5	»	59,3456 »
1 L	Bain ord. 45 m.	2	2	14	6	»	18,42	7,763	57,8	10,0878	46,9126 45
2 L	» 45	2	2	25	8,3	3,75	33,33	11,06	66,8	»	56,7128 »
3 L	» 45	2	2	11,6	6,2	3,95	14,87	7,95	46,537	»	36,45 »
1 P	» 1 h. 10	2	2	14	1,6	3,9	17,95	2,05	84	15,1918	68,80 Ingest. d'eau.
2 P	» 1 h. 10	2	2	17,6	3,2	»	22,56	4,10	81,8	»	65,80 avant le b.
3 P	» 1 h.	2	2	18,8	12,2	»	24,10	15,64	35	13,4496	21,55 en 1 h.
4 P	» 40	2	2	16,8	12,4	»	21,86	15,88	24,2	8,8446	15,3536 en 40 m.
5 P	» 30	2	2	16	10,2	»	20,51	13,07	36,7	11,208	25,412 50
6 P	» 1 h. 5	2	2	11,4	3,4	»	14,61	4,38	70	13,5761	56,43 1 h. 5
7 P	» 1 h.	2	2	27,4	8,4	»	35,12	10,769	69	13,4496	55,55 1 h.
8 P	» 50	2	2	23	17,6	»	29,48	21,28	27	11,208	15,792 50
9 P	» 55	2	2	13	6,2	»	16,66	7,948	52,3	12,3288	39,97 55
10 P	» 50	2	2	13,5	8	»	17,30	10,25	44	11,208	29,792 50
11 P	» 50	2	2	14,2	7,4	»	17,95	7,4	41,6	»	30,392 50
1 G	» 80	2	2	11,6	6,2	3,8	14,90	7,90	47	6,7218	30,2752 30
1 V	» 20	2	2	29,6	22	»	38,73	33,10	18,4	4,4832	13,9168 20
2 V	» 1 h.	2	2	22	8	3,9	31,59	10,586	66,65	13,4496	53,2004 1 h.
3 V	» 1 h.	2	2	19,2	16	»	24	20	50	»	36,55 »
4 V	» 1 h. 45	2	2	16,4	7,8	»	20,50	9,75	52,4	23,5268	50,0463 1 h. 3/4
1 B M	» 65	2	2			»	15,70	3,70	77	14,60	62,40 1 h. 5
2 B M	» 45	2	2			»	14,30	10	30	»	20 45
1 V F	» 45	2	2			»	15	11	26,7	»	10,1 45

En résumé, sous l'influence du bain, l'urine est diluée de telle sorte que l'urée qu'elle contient diminue en 1 h. de 40 0/0 dans bain de piscine, 13 0/0 dans bain de baignoire.

CONCLUSIONS

La médication de Vichy :

1° Active les échanges organiques.

2° Elle augmente la richesse du sang, ainsi que les forces ; sous l'in-fluence de la cure thermale, les globules rouges et l'hémoglobine du sang, l'activité de réduction de l'oxyhémoglobine, la quantité d'urée éliminée, l'énergie du cœur et le poids des malades augmentent.

3° Les obèses perdent du poids tout en prenant des forces.

4° Dans les affections suivantes : lithiase biliaire et quelques affec-tions du foie, lithiase urinaire, goutte, diabète, obésité, elle améliore l'état local présent, modifie l'économie toute entière et *tend à faire dis-paraître la cause de la maladie : le ralentissement de la nutrition.*

5° La seule contre-indication de l'eau de Vichy c'est de n'avoir aucune maladie, aucun symptôme quelle ne puisse modifier favora-blement.

6° L'eau bue à la source est certainement la partie capitale de cette médication, mais les bains sont d'une grande utilité.

7° L'eau de Vichy agit par sa composition chimique, mais le pouvoir de transformer les albuminoïdes en peptones, dont jouissent les bactéries des sources de la *Grande-Grille* et de l'*Hôpital*, expliquent l'activité de ces sources dans la guérison des affections gastro-intesti-nales (dyspepsie, dilatation de l'estomac, entérite, etc.).

TABLE DES MATIÈRES

Vichy, Imp. Wallon.

www.ingramcontent.com/pod-product-compliance
Lightning Source LLC
Chambersburg PA
CBHW062042200326
41519CB00017B/5115